衣食住行养身养心　随手查系列　实用新知一查就会

本草纲目中的养生中药

BENCAOGANGMU ZHONG DE
YANGSHENGZHONGYAO
SUISHOUCHA

随手查

徐峰◎编著

上海科学普及出版社

图书在版编目（CIP）数据

本草纲目中的养生中药随手查 / 徐峰编著. -- 上海：上海科学普及出版社, 2015.2

ISBN 978-7-5427-6270-2

Ⅰ. ①本… Ⅱ. ①徐… Ⅲ. ①中草药 – 养生（中医）– 基本知识 Ⅳ. ①R212②R243

中国版本图书馆CIP数据核字（2014）第235218号

责任编辑　张　帆

本草纲目中的养生中药随手查

徐　峰　编著

上海科学普及出版社出版发行

（上海中山北路832号　邮政编码 200070）

http://www.pspsh.com

各地新华书店经销　　北京鑫富华彩色印刷有限公司
开本　787×1092　1/32　印张　10　字数　140千字
2015年2月第1版　2015年2月第1次印刷

ISBN 978-7-5427-6270-2　定价：24.80元

本书凡印刷、装订错误可随时向承印厂调换　010-62967135

中药养生常识

中药药名的由来 / 2

中药的性能 / 5

中药组方时的常用剂型 / 8

中药的煎煮方法 / 11

了解用药时间 / 14

服用中药的禁忌 / 17

补益类养生中药

补气药 / 20

大枣 / 20

人参 / 24

黄芪 / 26

山药 / 30

西洋参 / 34

白术 / 36

白扁豆 / 38

蜂蜜 / 40

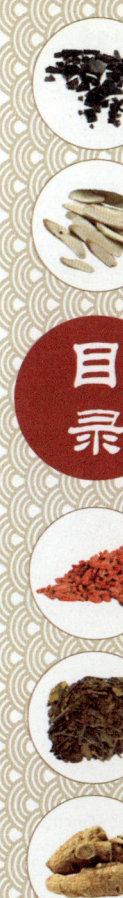

甘草 / 44

补血药 / 46

何首乌 / 46
阿胶 / 50
当归 / 52
熟地黄 / 56
白芍 / 58
桂圆肉 / 59

补阳药 / 60

杜仲 / 60
冬虫夏草 / 64
淫羊藿 / 68
益智仁 / 70

肉苁蓉 / 72
蛤蚧 / 76
补骨脂 / 78
鹿茸 / 79

补阴药 / 80

枸杞子 / 80
百合 / 84
天冬 / 88
麦冬 / 90
黑芝麻 / 92
玉竹 / 94
石斛 / 95
桑椹 / 96

化痰止咳类养生中药

化痰药 / 98

贝母 / 98
海藻 / 102
桔梗 / 104
瓜蒌 / 106
半夏 / 108
胖大海 / 109

止咳平喘药 / 110

白果 / 110
苦杏仁 / 112
枇杷叶 / 116
款冬花 / 118
苏子 / 120
百部 / 122

桑白皮 / 123　　　　　　　紫菀 / 124

清热类养生中药

第四章

清热解毒药 / 126

黄柏 / 149

板蓝根 / 126
金银花 / 130
连翘 / 132
鱼腥草 / 134
野菊花 / 136
白花蛇舌草 / 138
蒲公英 / 140
穿心莲 / 142
绿豆 / 144

清热泻火药 / 150

决明子 / 150
夏枯草 / 152

清热凉血药 / 154

玄参 / 154
赤芍 / 156
水牛角 / 158
生地黄 / 160
紫草 / 162
牡丹皮 / 164

清热燥湿药 / 148

黄连 / 148

理血类养生中药

第五章

凉血止血药 / 166

大蓟 / 166
槐花 / 168
地榆 / 170

白茅根 / 172
侧柏叶 / 173

化瘀止血药 / 174

三七 / 174
白及 / 175

活血止痛药 / 176

川芎 / 176
郁金 / 180

活血调经药 / 182

红花 / 182

王不留行 / 186
益母草 / 188
月季花 / 192
艾叶 / 193
丹参 / 194
桃仁 / 196

破血消癥药 / 197

水蛭 / 197

理气类养生中药

第六章

玫瑰花 / 200
陈皮 / 204
佛手 / 206
香附 / 208
檀香 / 210

沉香 / 212
薤白 / 214
荔枝核 / 215
枳实 / 216

渗湿利水类养生中药

第七章

茯苓 / 218
薏苡仁 / 220
玉米须 / 222
冬瓜皮 / 224

葫芦 / 226
车前子 / 228
泽泻 / 230
茵陈 / 232

安神类养生中药

第八章

柏子仁 / 234
酸枣仁 / 238
远志 / 240
合欢皮 / 242
夜交藤 / 244
灵芝 / 246

解表类养生中药

第九章

辛温解表药 / 248

香薷 / 248
紫苏 / 250
防风 / 252

辛凉解表药 / 254

葛根 / 254
柴胡 / 256
菊花 / 258
薄荷 / 260

泻下类养生中药

第十章

攻下药 / 264

大黄 / 264
番泻叶 / 268
芦荟 / 270

峻下逐水药 / 272

牵牛子 / 272
火麻仁 / 274

消导类养生中药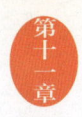

第十一章

山楂 / 276
鸡内金 / 280
神曲 / 282
莱菔子 / 284
麦芽 / 286
鸡矢藤 / 288

祛风湿类养生中药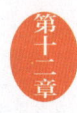

第十二章

桑寄生 / 292
威灵仙 / 294
苍耳子 / 296
独活 / 298
木瓜 / 300
丝瓜络 / 301
桑枝 / 302
路路通 / 303
五加皮 / 304

附录1　根据体质选择中药 / 307

附录2　根据病症选择中药 / 308

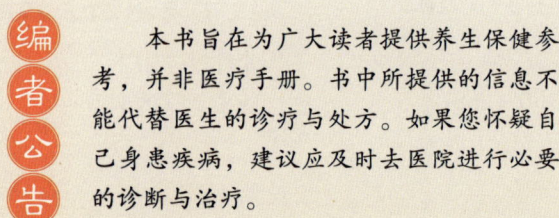

编者公告

本书旨在为广大读者提供养生保健参考，并非医疗手册。书中所提供的信息不能代替医生的诊疗与处方。如果您怀疑自己身患疾病，建议应及时去医院进行必要的诊断与治疗。

第一章 中药养生常识

中药药名的由来

中药药名的确定往往和药物的性能、颜色、气味、形态、生长特性、入药部位、生长环境、传说故事等有关。

◎ **依据药物的性能**。如益母草,是广泛用于妇科疾病的良药,故名"益母";泽泻,生长于沼泽地,能够泻热、泄水,故名泽泻;淫羊藿,四川北部之羊食藿草后一日内能交配百次,因此,藿草便被命名为淫羊藿。

◎ **依据药物的颜色**。如红藤为攀援木质藤本植物,野生环境中生长的红藤可长达数十米,将此藤砍断,其内便有红色汁液流出,故称红藤,也称血藤;牛黄为牛胆囊中的结石,因其色黄,故称牛黄。

◎ **依据药物的气味和味道**。如麝香是动物麝的香囊,在雄麝(只有雄麝才有香囊)脐下部皮内有一个腺囊,其分泌物香气浓烈,又来源于麝,所以叫麝香;鱼腥草,其新鲜茎叶搓碎后有浓烈的鱼腥味,故而得名;又如细辛之辛、甘草之甘甜、酸枣仁之酸、苦参之苦、淡竹叶之味淡、五味子具五种不同之味等。

◎ **依据药物的形态**。如山栀为茜草科常绿灌木植物栀子的果实,形状很像古代的酒器,而古代酒器称

"卮",故将此药称为山栀;白芷中"芷"为初生的根干,此药形态如初生的根干,色白气香,故称白芷;海马多为淡褐色,生于海里,头与躯干成直角,形似马头,故而得名;人参,因形如人而得名。

◎ **依据药物的生长特性。**如半夏,五月半夏生,盖当夏之半也,故取名为半夏;夏枯草在夏至后花叶枯萎,故得此名。

◎ **依据药物的入药部位。**如桂枝取自桂树的嫩枝,桑叶取自桑树的树叶,另外还有菊花、杏仁、苏子等都以入药部位命名。而在动物药方面,虎骨、犀角等,也是以入药部位命名。

◎ **依据生长环境。**如水仙以水为本,得水则生,有水则茂,故名水仙;沙参宜种于沙地;款冬花因在冬天开花而得名。

◎ **依据药物的产地。**如巴豆产于巴蜀之地而形似大豆,故称巴豆;黄连以四川产者为佳,故称川连;贝母,产于四川者称为川贝母,产于浙江者称为浙贝母。

◎ **依据十二生肖的传说故事。**如龙胆草、蛇床子、牛蒡子、马兜铃、羊蹄、猪苓、狗脊、猴枣、菟丝子、兔耳风、鸡内金、鸡冠花、鸡血藤、鼠妇虫、虎杖、虎耳草等。

◎ **依据传说或人物故事。**如何首乌,相传古时有一姓何乳名田的老人,身体虚弱,头发皆白,不曾有子,他在夜间看见一种藤本植物自行缠绕,自感好奇，挖根煮吃，久而久之，身体好转，头发乌黑，寿长而百余岁，故有何首乌之名。另外，还有使君子、徐长卿、杜仲、刘寄奴等亦是如此。

◎ **依据数字。** 如一点红、一支黄花、一枝蒿、三七、三棱、四季青、四块瓦、五味子、五谷虫、五倍子、六月雪、七里麻、七叶莲、七叶一枝花、八角茴香、九节菖蒲、九香虫、九里明、十大功劳、百草霜、千金子、万年青等。

◎ **依据药物的秉性。** 如急性子，其性急猛异常；苁蓉补而不峻，有从容和缓之性；王不留行，走而不守；沉香性沉重；小麦性轻浮故称浮小麦等。

◎ **依据药材的生长方位。** 如西大黄、西河柳、南沙参、南桔梗、北五味、北细辛、北沙参、北豆根、中麻黄等。

◎ **依据药物来源地及译音。** 国外或少数民族地区输入的药材，常加"番""胡"，如番泻叶、胡黄连、胡椒，更有译名如诃黎勒、曼陀罗、阿芙蓉等。

◎ **因避讳而命名。** 在封建时代，为了避帝王的名讳，药物常改换名称。如延胡索，原名玄胡草，简称玄胡，至清朝避康熙（玄烨）讳，改玄为元，故又称元胡索、元胡。

◎ **依据其他方式。** 以大、小命名，如大蓟、小蓟、大戟、大茴香、小茴香等；因久贮而命名，如陈皮、陈仓米；有药材珍贵难得者，其命名常加"宝"字，如马宝、狗宝；高效者如千年健、威灵仙等。

中药的性能

四药性

中药具有寒、凉、热、温四种药性,也称为"四气"、"四性"。除此之外,还有一些药性平和、作用和缓、温热寒凉不明显的中药,称为"平性药"。

"四气"中的温热与寒凉分别属于不同的性质,温次于热,凉次于寒。寒性、凉性药物能够减轻热证,如板蓝根、黄芩等寒凉性药物,对发热、口渴、咽痛等热证具有清热解毒的作用。温性、热性药物能够减轻或消除寒证,如附子、干姜等温热性药物,对腹部冷痛、四肢冰凉等寒证具有温中散寒的作用。一般来说,能够清热泻火、凉血解毒,治疗热证的药物,属于寒性或者凉性;能够温中散寒、补火助阳,治疗寒证的药物,属于温性或热性。

五药味

药味不仅是指中药味觉感知的真实滋味,同时也反映药物的实际性能。药物的滋味不止五种,辛、甘、酸、苦、咸只是五种最基本的滋味,另外,还有淡味、涩味。一般来说,涩归附于酸,淡归附于甘,所以中药的药味习称"五味",也就是辛、甘、酸、苦、咸五种滋味。

◎ **辛**——辛味的药物一般具有发散、行气、行血等作用，多用于治疗表证、气血阻滞之证。如麻黄、桂枝等属于辛味药物，能够解表散寒，治疗风寒感冒；红花、益母草也属于辛味药物，能够活血，治疗痛经、跌打损伤等。

◎ **甘**——甘味的药物一般具有补益、缓和药性、缓急止痛等作用，多用于治疗虚证及调和药性。如人参味甘，为大补之药，是治疗气虚的首选药物；熟地黄味甘，能滋补精血，是治疗肾阴亏虚的主要药物；甘草味甘，能调和药物。

◎ **酸**——酸味的药物一般具有收敛固涩的作用，多用于体虚多汗、久泻久痢、肺虚久咳、尿频遗尿、遗精滑精等。如五味子味酸，能够涩精、敛汗，用于治疗遗精、多汗；五倍子味酸，能涩肠止泻，用于治疗久泻久痢。

◎ **苦**——苦味的药物一般具有泻下、降逆止咳、泻火、燥湿等作用，用于治疗大便秘结、咳喘、火热证、湿热证、寒湿证。如大黄味苦，能泻下通便，用于治疗热结便秘；苏子、杏仁味苦，能降泄肺气，用于治疗肺气上逆导致的咳喘；苍术、厚朴味苦，能燥湿，用于治疗腹部胀满、憋闷、疼痛。

◎ **咸**——咸味的药物一般具有软坚散结、泻下的作用，用于痰咳、瘰疬、瘿瘤、便秘等。如海藻、昆布味咸，能消痰软坚，用于治疗瘰疬；芒硝味咸，能泻下通便，用于治疗大便秘结。

药物的归经

中药归经表示的是药物作用能达到的部位。归有归属之意，经是人体经络的概称。一种药物一般对一个或几个部位起作用，也就是一种药物有一个或几个归经。

了解药物的归经，有助于提高用药的准确性。如治疗各种原因引起的头痛：白芷善治阳明经头痛，柴胡善治少阳经头痛，羌活善治太阳经头痛。治疗各种原因所致喘证：麻黄、杏仁归肺经，能够宣降肺气而平喘，治疗肺气上逆引起的喘咳；蛤蚧、补骨脂归肾经，能够补肾纳气以定喘，治疗肾虚不能摄纳引起的喘证。

补泻

李时珍的"脏腑虚实标本用药式"曾系统地论述了各脏腑的补泻药物。补泻是中医治法的两大治则。临床应用中，要首先辨清病情的虚实，然后对症选用补泻药物，即如果是虚证，要用补性的药物，如气虚、血虚，当用补气、补血的补益药来治；如果是实证，则用泻性的药物，如气滞、血瘀，则当用理气、活血化瘀等泻性的药物来治。但是疾病的虚实往往是复杂的，即虚实兼有，这时，就要补泻并用，才能精准对症下药。

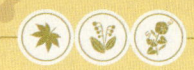

中药组方时的常用剂型

我国古代很早已使用单味药物治疗疾病。经过长期的医疗实践,又将几种药物配合起来,经过煎煮制成汤液,即是最早的方剂。流变至现代,每种方剂都有其适合或常用的剂型,以确保收到最好的疗效。

中药常用的剂型有汤剂、丸剂、散剂、冲剂、片剂、糖浆剂、针剂、酒剂、膏剂、膏药等,下面分别予以介绍。

◎ **汤剂:** 是中药方剂中最古老、最常用的中药剂型。

做法: 把中药饮片配成方剂,加水煎煮,滤液去渣,取滤液饮用。

应用: 是中药临床治疗中最常用的剂型之一。它针对性强,见效快,因此特别适宜在病情复杂多变、情况紧急时用。可用于内科、外科、妇科、儿科、骨伤科和五官科等多科病症。

◎ **丸剂:** 药力持久,携带方便。但没有汤剂灵活,药味不能随病情变化而改变。

做法: 将药材研成细末或者药粉,加入赋形剂制成圆形或椭圆形的药丸,分蜜丸、水丸、糊丸、蜡丸和浓缩丸等。蜡丸便于保存,急用时,可以直接使用,而不必费时地煎煮。

应用: 适用于慢性病患者及需要经常服药的患者。

◎ **散剂：** 是传统的中医独特剂型之一，具有易分散、便于吸收、奏效快的特点。

做法： 将一种或数种药物研成干燥粉末，严格按处方剂量规定，均匀混合后内服或外用。

应用： 内服散剂较常用于儿科和内科，外用散剂较多用于外科、五官科和妇科。

◎ **膏剂：** 成药剂型。分内服和外用两种。

内服膏剂又叫膏滋，是把药物加水煎熬，滤滓，加入冰糖、蜂蜜等，熬成膏状，可以长期服用。经常用于慢性疾病或身体虚弱者。

外用膏剂一般称药膏，又称油膏，是把蜂蜡加入棉籽油或花生油中，加热溶化后加入应用的药物细粉，不断搅拌，冷凝即成。冰片、樟脑等药容易挥发，可在油膏冷却后加入并搅匀。外用药膏一般用于疮疡疥癣等皮肤病的治疗。

◎ **冲剂：** 是用药汁经浓缩后加食糖、糊精制成的干燥颗粒，服用时经开水冲泡随即溶解成药液，具有与汤剂相似的服用特点，携带及使用均较方便，并且便于储存。

◎ **片剂：** 是由药物与赋形剂混合压制而成，一般呈圆片状或长柱型。片剂具有与丸剂相似的特点，它的规格含量准确，大小比丸药更均匀，服用也比较方便。在制作上有的外包糖衣，称"糖衣片"，不包糖衣的称"压制片"。

◎ **糖浆。** 是由药物与食糖融合而成的浓厚水溶液。特点是由于含有多量的糖分，矫正了药味，便于服用。

◎**针剂：** 也称注射剂，是药物的灭菌溶液或混悬液，是中医药与现代医药科技结合的产物。可直接注射入人体肌肉或静脉中，具有不经口服、药物直接进入人体、药效作用迅速的特点，可用于临床各科疾病的治疗，尤其适宜于急救时应用。

◎**酒剂：** 也称药酒。

做法： 用酒浸药材，提取有效成分，除去渣滓，或将药液溶解在酒中而成。

应用： 酒既是良好的溶剂，又具有通经活络的功能，故酒剂大都适合于活血舒筋、祛风止痛等，具有较好的疗效。

◎**粥剂：** 将中药煎取汁，加入粳米等谷物，熬煮制成半流体稠粥，或加入调味品。粥剂药食结合，服用可口，尤其适宜于老年病人，是中医保健的传统剂型。

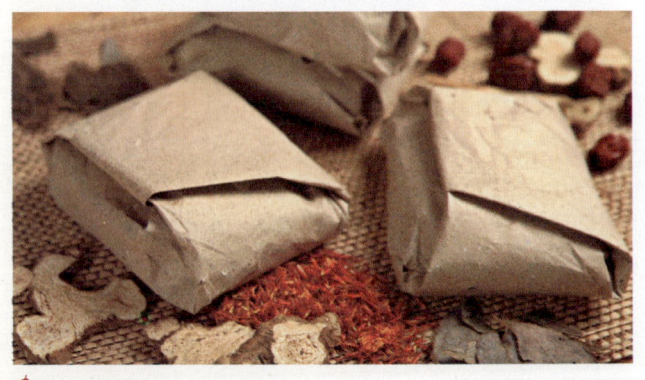

给每种方剂选择适合的剂型，才能确保疗效。

中药的煎煮方法

人们往往找中医师开了中药,却不知道怎么煎煮。有些人甚至因为煎煮方法不恰当,反而由"治病"成了"致病"。所以,掌握中药煎煮方法是非常必要的。

中药煎煮器具选择

煎药器具以砂锅为好,因为砂锅的材质稳定,不会与药物成分发生化学反应,其传热均匀缓和,这也是砂锅自古沿用至今的原因之一。此外,也可选用搪瓷锅、不锈钢锅和玻璃煎器。但是忌用铁锅、铜锅,这主要是因为铁或铜的化学性质不稳定,易氧化,在煎煮药物时会与中药所含的化学成分发生反应而影响疗效。

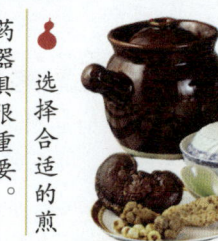

选择合适的煎药器具很重要。

煎药水量选择

煎药用水必须无异味,洁净澄清,含矿物质及杂质少。一般可用纯净水或者自来水。用水量为将药物适当加压后,液面没过药物约2厘米为宜。质地坚硬、黏稠或需久煎的药物加水量可比一般药物略多；质地疏松、煎煮时间较短的药物，则液面没过药物即可。

煎前要对中药进行浸泡

多数药物宜用冷水浸泡，一般药物可浸泡30分钟左右，以种子、果实为主的药可浸泡1小时。但夏天气温高，浸泡时间不宜过长。

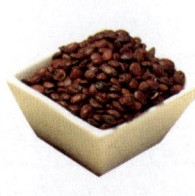

像酸枣仁这类果实中药煎剂需浸泡。

把控好煎煮火候及时间

煎煮中药还应注意火候与煎煮时间要适宜。一般药物的煎煮宜先大火后小火，即未沸前用大火，沸后用小火保持微沸状态，以免药汁溢出或过快熬干。火候和时间的控制，主要取决于不同药物的性质和质地。通常解表药及其他芳香性药物，一般用大火迅速煮沸，改用小火维持10~15分钟即可，以避免久煮而致香气挥散、药性损失；而滋补药则在煮沸后，用小火维持30~40分钟，使有效成分充分煎出。

煎煮次数有窍门

一般一剂药煎两次，补益药煎三次。因为煎药时药物的有效成分首先会溶解，进入药材组织的水液中，然后再扩散到药材外部的水液中。当药材内外溶液的浓度达到平衡时，有效成分就不易再溶出了。

这时，只有将药液滤出，重新加水煎煮，有效成分才能继续溶出。一煎药沸后煎煮20分钟左右为宜，二煎药沸后煎15分钟左右为宜，滋补药可适当延长一些时间。

常用的入药方法

◎ **先煎**——贝壳、甲壳、化石以及多数矿物药，如牡蛎、磁石等，因其有效成分不易煎出，应先煎30分钟左右再加入其他药同煎。

◎ **另煎**——一些名贵中药，如人参、冬虫夏草、鹿茸等宜单煎或研细冲服，否则易造成浪费。

◎ **包煎**——将某种药用纱布包起来，再和其他药一起煎。车前子、葶苈子、青葙子等，煎药时特别黏腻，如不包煎，容易粘锅；旋覆花、枇杷叶等，如不包煎，煎煮后不易滤除，服后会刺激咽喉，引起呕吐等副作用。

◎ **后下**——如薄荷、藏红花、大黄、番泻叶等，入药宜后下，等其他药煎煮完毕再将其纳入。

◎ **烊化**——鹿角胶、阿胶如与其他一般药共煎，需要另放入容器内隔水炖化，或用少量水煮化，再加入其他药物同服。

◎ **冲服**——不宜煎煮的药物（如芒硝）、液态药物（如姜汁、竹沥汁等）应用开水冲服。

了解用药时间

饭前服用

化痰止咳平喘药

在饭前服用,其祛痰镇咳作用更容易发挥,疗效显著。

◎ **常见中药:** 半夏、天南星、贝母、桑白皮、胖大海、杏仁、桔梗、白果、枇杷叶等。

◎ **常见中成药:** 川贝枇杷膏、急支糖浆、鲜竹沥口服液、蛇胆川贝散等。

泻下药

在饭前服用,避免与食物混合导致药物疗效降低。

◎ **常见中药:** 大黄、芒硝等。

◎ **常见中成药:** 大承气汤、麻子仁丸、大黄附子汤等。

驱虫药

在饭前服用,胃中空虚,药物更容易作用到虫体。

◎ **常见中药:** 使君子、南瓜子等。

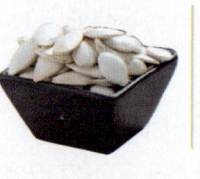

南瓜子

◎ **常见中成药:** 化虫丸、乌梅丸等。

饭后服用

解表药

在饭后服用,中医认为:"午前在阳当发汗,午后为阴不宜汗。"

◎常见中药: 麻黄、桂枝、荆芥、防风、姜、薄荷、桑叶、菊花等。

◎常见中成药: 羚翘解毒丸、荆防冲剂、双黄连口服液、银柴颗粒、板蓝根冲剂等。

健胃消食药

在饭后服用,有利于药物充分接触食物,达到健脾和胃、消食化积的作用。

◎常见中药: 山楂、神曲、麦芽等。

◎常见中成药: 香砂养胃丸、健脾丸、保和丸。

补益药

饭后服用,补益药滋腻碍胃,影响胃肠功能,降低食欲,饭后服用可减少对胃肠道的刺激。

◎常见中药: 人参、黄芪等。

◎常见中成药: 六味地黄丸、补中益气丸、生脉散、左归丸、西洋参口服液、人参系列中成药。

清热泻火药

在饭后服用,这些药物药性偏寒凉,对胃有一定的刺激,饭后服用可减少不良反应的发生。

◎ **常见中药：** 石膏、知母、栀子、黄连等。
◎ **常见中成药：** 牛黄解毒片、三黄片、黄连上清片、清热解毒口服液。

辛辣刺激的药物

在饭后服用，有利于减少对胃黏膜的刺激。
常见中药： 川椒、干姜、旋覆花、乳香等。

睡前服用

润肠药

睡前服用，有利于消除肠胃积滞，使排便轻松
◎ **常见中药：** 麻仁、郁李仁、蜂蜜等。
◎ **常见中成药：** 麻仁润肠丸、济川煎等。

安神药

在睡前30~60分钟服用，有利于迅速入睡。
◎ **常见中药：** 酸枣仁、柏子仁、远志等。
◎ **常见中成药：** 甜梦口服液、归脾丸、枣仁胶囊、天王补心丹等。

空腹服用

空腹服用药物，可使药物迅速入肠，保持较高的浓度，便于充分发挥药效，如驱肠虫的药物驱蛔灵、槟榔、使君子等，泻药芒硝、硫酸镁、番泻叶等，都可空腹服用，使药物迅速入肠发挥作用。

服用中药的禁忌

忌用茶水送服中药

茶叶内含有鞣酸，如果用茶水服药，鞣酸就会和药物中的蛋白质、生物碱或营养素等起化学作用而发生沉淀，影响药物疗效。如中药中的铁元素与茶叶中的鞣

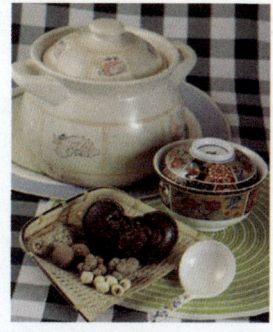

要学会正确送服中药的方法。

酸相结合，便生成沉淀物"鞣酸铁"，使药物失去疗效并刺激胃肠道引起不适。另外，茶叶能阻止人体对蛋白质等营养物质的吸收，因此在服用滋补药物时，更不能同时服用浓茶。

茶叶中含有的咖啡因、茶碱、可可碱等成分，具有强心、利尿、刺激胃酸分泌及兴奋高级神经中枢等作用，所以吃安神类药物的前后都不宜喝茶，更不能用茶水送服。

六类"发物"要忌口

中医按其性能将"发物"分为六类：一为发热

之物，如韭菜、姜、花椒等；二为发风之物，如虾、蟹、椿芽等；三为发湿之物，如麦芽糖、糯米、醪糟等；四为发冷之物，如梨、柿及各种生冷之品；五为动血之物，如辣椒、胡椒等；六为滞气之物，如土豆、莲子及各类豆制品。对发物是否需要忌口的问题，还得按中医的"辨证论忌"来细说。

如果是阳虚体质，形体虚寒、大便溏薄、胃痛喜温、四肢发冷，则西瓜、雪梨、香蕉等寒凉性食物为忌口食物；如果是热性体质，面目红赤、发热口渴、痔疮下血，则姜、胡椒、白酒、蒜等热性食物为忌口食物；患有荨麻疹、各种皮炎、湿疹、酒渣鼻、痤疮的人，一切具有刺激性的食物都可能成为"发物"，应当忌口。

忌食生、冷、油腻食物

服中药煎剂及丸药时，应忌生、冷、油腻。因为生、冷类食物刺激胃肠，影响胃肠对药物的吸收；油腻类食物不易消化和吸收，会降低药物疗效，所以在生病期间最好不要食用这几类食物。

忌用牛奶或果汁送服中成药

服用中成药时，不宜用牛奶或果汁送服。因为牛奶中的蛋白质、钙等成分，容易和药材中的成分起化学反应，破坏药效，所以不宜同时服用。正确的服药方法应该是以温水吞服。

第二章 补益类养生中药

补气药

大枣

补脾和胃，益气生津

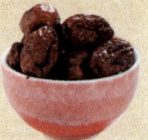

别　　名	红枣。
性能功效	性温，味甘。归脾、胃经。补中益气，养血安神。
用法用量	水煎服，10～30克，或3～10个。

俗话说："五谷加大枣，胜过灵芝草。"常食大枣有益健康。大枣既是益气养血的中药，又是营养丰富的食品，维生素C的含量极高，故也称为"天然维生素"。现代研究发现，大枣具有延缓衰老、提高免疫功能、保护肝脏、抗过敏、抗肿瘤等作用。

常用配伍

大枣 ＋ **甘草**

（补脾和胃）（和中缓急）

作用： 两者配伍，有补心健脾的作用，多用于改善心脾气虚所致的精神恍惚、悲喜无常、气虚等症。

大枣 ＋ **阿胶**

（生津养血）（滋阴补血）

作用： 两者配伍，有养血、补血、止血的作用，多用于改善营血不足及各种出血症。

慧眼识真伪

小枣皮色深红，大枣皮色紫红。新货以有自然光泽者为佳，陈货以有薄霜者为佳。特别要注意蒂端有无穿孔或粘有咖啡色粉末，如有则表明果肉已被虫蛀，掰开后可看到肉核之间有一圈虫屑。手攥大枣，感觉坚实，肉质细。手感松软粗糙的是未干透的，质量较差；湿软而黏手的，很潮，不能久贮。剖开大枣，肉色淡黄、细实，没有丝条相连，入口甜糯，则品质好；肉色深黄，核大，有丝条相连，口感粗糙，甜味不足或带酸涩味的品质为次。

功效主治

◎用于中气不足及脾胃虚弱引起的体倦、乏力、食少等。
◎用于血虚引起的面黄、头晕、眼花、女性月经量少及色淡等。
◎用于心虚肝郁引起的精神恍惚、睡眠不佳、神志失常等。

用药禁忌

◎大枣易助湿壅气、生痰蕴热，故有实热、痰热、湿盛、气滞等症者不宜用。
◎鲜枣进食过多可引起腹泻。
◎大枣不宜与葱同用，会导致脾胃不和。
◎食枣后应及时漱口，否则易引起齿黄或龋病。

古今药方

抗过敏

大枣20~50个,每日服用。适用于过敏性鼻炎、过敏性哮喘、过敏性紫癜、荨麻疹等疾病的辅助治疗。

补肝,益肾,健脑

桑椹30克,大枣(去核)50克,水适量。小火煮烂,加糖适量。适用于神经衰弱、失眠等。

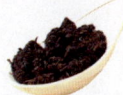

桑椹

改善产后失眠

大枣10个,当归、酸枣仁各5克。水煎服,分早、晚服用。

改善黄疸型肝炎

大枣250克,茵陈60克。水煎,喝汤食枣,分早、晚服用。

食疗养生

益肝解毒茶 补肝排毒

组成：

红豆50克,花生仁25克,大枣6个。

做法及用法：

将大枣洗净,用温水浸泡约10分钟;锅中加入适量清水,放入红豆、花生仁,以小火煮至熟软;再加入大枣,续煮30分钟左右即可食用。

大枣百合粥 降压降脂,养心安神

组成：

糯米150克,鲜百合20克,大枣50克,枸杞子少许,白糖10克。

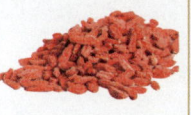

枸杞子

做法及用法：

将大枣放入水中,浸泡至软;鲜百合剥成片状,洗净泡软;糯米洗净,入水浸泡。锅内烧水,放入糯米,以大火煮开,加入大枣、百合片,再改为小火熬煮成粥,加入白糖、枸杞子拌匀即可。

人参

大补元气,复脉固脱

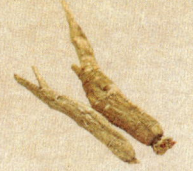

别　　名	黄参、地精。
性能功效	性温,味甘、微苦。归脾、肺经。大补元气,补脾益肺,生津。
用法用量	水煎服,5~10克;研末吞服,1~2克。

常用配伍

人参 + 白术

(补中益气)(健脾补脾)

作用: 两者配伍,有益气健脾的作用,多用于脾胃气虚引起的食少、胸闷腹胀、乏力、呕吐、泄泻等。

人参 + 五味子

(固脱生津)(生津敛气)

作用: 两者配伍,有益气生津、敛气滋阴的作用,多用于元气不足或热病气阴两伤所致的气短自汗等症。

功效主治

◎用于气血亏虚引起的心慌、失眠、健忘等。
◎用于脾胃气虚引起的食少、乏力、泄泻等。

用药禁忌

◎人参不宜与藜芦、皂角刺、五灵脂同用。
◎服用人参期间不宜吃萝卜、喝茶。

古今药方

益气健脾

人参、白术、茯苓（去皮）各9克，炙甘草6克。水煎服。适用于气短乏力等。

健脾和胃，消食止泻

人参、白术、木香、黄连、陈皮、山药、神曲等同用制丸。适用于食少难消、大便稀薄等。

食疗养生

人参黄瓜卷 补中益气

组成：

人参2~3片，黄瓜片、紫甘蓝、大枣、松子仁、蜂蜜各适量。

做法及用法：

将人参片、黄瓜片浸入蜂蜜水；把紫甘蓝切丝，大枣去核切碎、松子仁切碎，再加入适量蜂蜜混合做馅，包入浸过蜂蜜水的人参片和黄瓜片中，卷成卷即可。

功效：

黄瓜与人参搭配可以补气安神。

黄芪

补气固表，
剑疮生肌

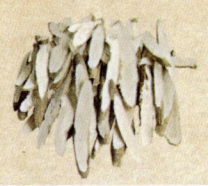

别　　名	北芪、黄芪。
性能功效	性温，味甘。归脾、肺经。补气升阳，益卫固表，托毒生肌，利水消肿。
用法用量	冲泡或水煎服，10～30克。

　　黄芪从清代开始即被推崇为"补气诸药之最"，又有"疮家圣药"之美称。《神农本草经》中黄芪被列为上品，主治痈疽久败疮，可排脓止痛，适用于大风癞疾、五痔、鼠瘘及小儿百病，还能补虚。

常用配伍

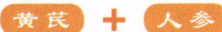

（温补固护）（滋补强壮）

作用： 两者配伍，相须为用，可加强甘温补气的作用，多用于改善体虚所致的多汗、气短乏力、食欲不振等症。

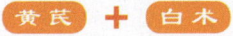

（益气补虚）（益气健脾）

作用： 两者配伍，有补气健脾的作用，多用于改善气短懒言、气虚疲弱、倦怠乏力等症。

慧眼识真伪

正品黄芪的横断面皮部为黄白色,木部淡黄色,有菊花心,呈放射状纹理及裂隙,嚼之微有豆腥味。伪品一般为圆叶锦葵或药蜀葵根。圆叶锦葵横断面皮部淡黄棕色,木部黄色,嚼之无豆腥味而略带黏性;药蜀葵根皮部白色,木部淡黄色,嚼之无豆腥味。

功效主治

◎用于脾气虚引起的气短乏力、食欲不振、大便稀薄等。
◎用于肺气虚引起的气短咳嗽、脾肺气虚痰多稀白等。
◎用于体虚多汗、表虚自汗等。
◎用于气血不足疮疡成脓日久不溃等。
◎用于气虚水肿、排尿不畅、尿少等。

用药禁忌

疮疡初起或溃后热毒盛、胸闷、消化不良等内有积滞,表实邪盛或阴虚阳亢者不宜用。

古今药方

补肺气

生黄芪、生牡蛎、山药各12克,白术、陈皮各6克,防风3克。研细末,口服,每日2次,每次3克。适用于小儿呼吸道感染、小儿阳虚自汗等。

疏肝健脾，化痰祛瘀

黄芪、丹参各30克，郁金、何首乌、浙贝母、佛手各20克，白术、桃仁、陈皮各15克。水煎服，每日1剂。适用于脂肪肝。

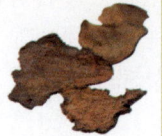
何首乌

补气，活血，通络

生黄芪120克，赤芍5克，当归尾、地龙、川芎、桃仁、红花各3克。水煎服，每日1剂。

适用于中风半身不遂、口眼歪斜、口角流涎等。

止痛补气

取黄芪50克，党参、丹参、炙甘草各25克，附子15克，枳壳、大枣、桂枝各10克，红花5克，当归、降香各10克，姜、天麻各适量。先将附子入水中煎煮后加入其余药材煎煮，每日1剂，每次1杯，饭后服用。

适用于由心律失常引起的头痛，补元气。

食疗养生

大枣黄芪茶　补气养血，生津止渴

组成：

黄芪5克，大枣2个，枸杞子3克，菊花3~5朵。

做法及用法：

将上述材料比例加大20倍剂量，研成粉末。每日取100~150克，用纱布包好，放入保温瓶中，用沸水冲泡30分钟即可。每日1剂，代茶饮。

功效：

黄芪补气升阳，养胃固本，可促进血液循环、扩张血管，对气血不通者可补气、通气；大枣养血安神，助阴补血。此茶适于体弱怕冷者饮用。燥性体质者最好将大枣去核使用。

当归黄芪乌鸡汤　健脾补血

组成：

当归、黄芪各25克，乌鸡腿1只，盐5克。

做法及用法：

入沸水中汆烫捞出，与当归、黄芪放入锅中，加水炖熟，加盐调味。

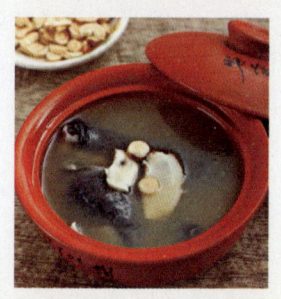

山药

健脑、明目、聪耳之佳品

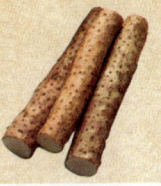

别　　名	薯蓣、淮山。
性能功效	性平,味甘。归脾、胃、肺、肾经。益气养阴,补脾肺肾,固精止带。
用法用量	水煎服,15~30克。

山药是养生健身、药食兼用的植物,为补肺脾两脏之要药,健脑、明目、聪耳之佳品,深得世人喜爱。《神农本草经》记载其"久服耳目聪明,长肌肉",《本草纲目》称山药能"强筋骨,润皮毛,轻身延年,治虚劳羸瘦,补中,长肌肉"。

慧眼识真伪

正品山药表面黄白色或淡黄色,有纵沟,偶有浅棕色外皮残留,断面白色,颗粒状,粉性,嚼之黏牙。伪品一般为参薯或甘薯。参薯(方山药)表面棕黄色或类白色,有纵皱纹,断面类白色或淡黄色,有的散有浅棕色点状物,不平坦,嚼之亦有黏牙感;甘薯断面呈白色或淡黄白色,粉性,有黄棕色的线纹,近皮部可见淡黄色的环纹,嚼之不黏。

功效主治

◎用于肺肾虚弱引起的咳喘少气、无痰或痰少而黏、男子遗精、女子带下清稀等。
◎用于消渴（糖尿病）属阴虚内热或气阴两虚者。
◎用于肾阴虚引起的腰膝酸软、头晕盗汗等。

用药禁忌

本品助湿，内有积滞或湿盛者不宜单独服用，应酌情配伍理气药或燥湿药；有实热、实邪者慎用。

古今药方

健脾益气

将生山药与炒山药1∶1研末，口服，每日2次。适用于脾虚食少、腹胀等。

健脾止泻

山药、党参各12克，白术、茯苓各9克，神曲6克。水煎服。适用于脾虚久泻。

缓解婴儿泄泻

取山药适量，研成粉末，每次取20克，加适量水调拌均匀，煮沸成稀糊状，加白糖3克。每日4~5次，每次4~6匙。若腹泻严重，可适当加量。

补益肝肾，滋润血脉，降血压

新鲜山药60克，决明子15克，鲜荷叶30克。将荷叶放入纱布袋中，与决明子水煎15分钟，再放入山药丁，以小火煮10分钟，过滤留汁，分早、晚服用。适用于肝火上炎型高血压病。

食疗养生

山药荞麦粥 补脾益肾

组成：

荞麦仁100克，山药、大枣各适量。

做法及用法：

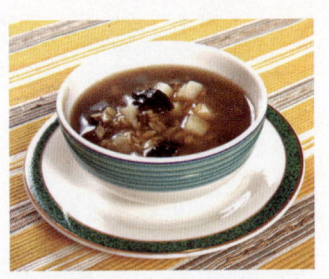

荞麦仁用水泡透；山药削去外皮，洗净，切成小丁；大枣去核，切成小丁，备用。锅内加入适量清水，下入荞麦仁，大火煮开，转小火煮至七成熟，然后下入山药丁搅匀烧开，再加入大枣丁搅匀烧开，待煮至荞麦仁熟烂、粥汁稠浓时即可出锅装碗。

功效：

荞麦有健脾益胃、促进消化的作用。

山药瘦肉汤 补脾益肾

组成：

荞麦仁200克，山药100克。

做法及用法：

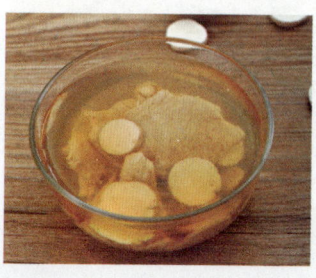

荞麦仁用水泡透；山药削去外皮，洗净，切成小丁备用。锅内加入适量清水，下入荞麦仁，大火煮开，转小火煮至七成熟，然后下入山药丁搅匀烧开，再加入大枣丁搅匀烧开，待煮至荞麦仁熟烂、粥汁稠浓时即可出锅装碗。

山药茯苓馒头 补益脾胃

组成：

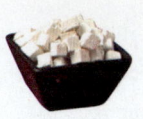
茯苓

山药、茯苓各100克，面粉适量。

做法及用法：

将以上材料，研末，与面粉同蒸制成馒头。

功效：

适用于小儿脾胃不健、虚弱食少等。

西洋参

不热不燥,清补之品

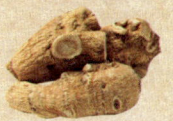

别　　名	花旗参、洋参、西洋人参。
性能功效	性寒,味苦、微甘。归心、肺、肾经。补气养阴,清热生津。
用法用量	另煎兑服3~6克。

功效主治

◎用于津液亏虚之口干舌燥、肠热津亏之便血等。
◎用于气阴两虚引起的心烦、疲倦、口渴等。
◎用于肺肾阴虚及虚火旺盛引起的痰少咳喘或咳中带血。
◎用于抗癌、抗辐射、抗衰老。

用药禁忌

◎服用西洋参期间不宜饮茶,因茶中含有鞣酸,会与西洋参的有效成分结合不利于吸收;也不宜喝咖啡。
◎忌用铁器及火炒或炮制西洋参。
◎中阳虚衰、寒湿中阻及气郁化火等实证或火郁证者忌用西洋参。
◎小儿发育迟缓、消化不良者,不宜服西洋参。

食疗养生

西洋参茶　清心安神，滋补固精

组成：

西洋参3~6克，百合4克。

做法及用法：

将西洋参洗净切片，百合洗净，将西洋参片和百合置茶杯中，以沸水冲泡，加盖闷泡15分钟后即可。

西洋参煲乌鸡　固精安神

组成：

西洋参10克，乌鸡1只，冬笋150克。

做法及用法：

将乌鸡洗净剁块，下料酒腌15分钟，用开水烫去血沫；西洋参用温水泡软切片；葱、姜洗净拍松；冬笋切花叶形。取压力锅，下入乌鸡块、料酒、盐、葱、姜、西洋参、鲜汤，上火烧开后10分钟取出，放入容器中，并倒入适量原汤，再蒸10分钟即可。

功效：

乌鸡具有延缓衰老、强筋健骨、消渴、安神的功效。

白术

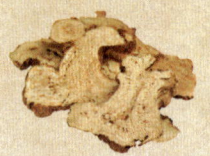

健脾益气，燥湿利水

别　　名	于术。
性能功效	性温，味甘、苦。归胃、脾经。益气健脾，燥湿利水，安胎。
用法用量	水煎服，6～12克。

常用配伍

白术 + 茯苓
（补脾燥湿）（健脾利湿）
作用： 两者配伍，可加强健脾利湿的作用，多用于脾虚不运、痞满吐泻、痰饮内停及脾虚所致的水肿等症。

白术 + 干姜
（燥湿利水）（温中散寒）
作用： 两者配伍，有温中散寒、健脾化湿的作用，多用于改善脾胃阳虚有寒、腹痛胀满等症。

功效主治

　　用于脾气虚弱引起的食欲不振、疲劳乏力、消化不良、腹胀、大便稀薄或腹泻等。

用药禁忌

◎白术易伤阴，阴虚内热或津液不足者不宜用。
◎胸闷、腹胀等气滞者忌用。

古今药方

改善腹痛、腹泻

炒白术、炒白芍各6克,防风3克,炒陈皮4克。水煎服。适用于肠鸣腹痛、大便泄泻等。

益气健脾,渗湿止泻

参苓白术散(药店有售):人参、茯苓、白术、山药、甘草各100克,白扁豆750克,莲子、薏苡仁、砂仁、桔梗各500克。研末服。适用于食欲不振、消化不良、腹胀、肠鸣腹泻、形体消瘦等。

食疗养生

白术羊肚煲 益气补肺,宁心安神

组成:

羊肚250克,白术、茯苓各10克,蜜枣2个,姜、料酒、盐各适量。

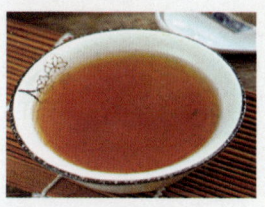

做法及用法:

以上材料加沸水隔水炖熟,滤药渣即可。

白扁豆

健脾祛湿，解酒毒

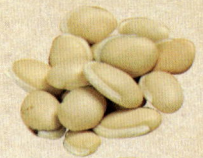

别　　名	蛾眉豆。
性能功效	性微温，味甘。归脾、胃经。补脾和中，消暑化湿。
用法用量	水煎服或入丸、散，10～15克。

功效主治

◎用于脾虚湿盛引起的食欲不振、大便溏泄、白带过多等。
◎用于夏季暑湿伤中引起的呕吐、腹泻等。
◎用于酒醉呕吐，可解酒毒、河豚鱼毒等。

慧眼识真伪

　　白扁豆是一种农作物，原产于印度、印度尼西亚等热带地区。种子表面呈淡白色或淡黄色，平滑有光泽，味淡，生嚼的时候有豆腥味。白扁豆的荚果呈长椭圆形，微弯，扁平，长5～7厘米。

用药禁忌

◎白扁豆生食有毒，研末服应慎用。
◎多食白扁豆会导致壅气，伤寒邪盛者忌用。
◎患疟疾、寒热病者忌用。

古今药方

缓解急性肠胃炎

炒白扁豆50克,木瓜10克。水煎服。

缓解恶疮连痂痒痛

白扁豆研末外敷。

食疗养生

山楂扁豆粥　健脾,止泻,消暑

组成:

白扁豆250克,葡萄干、山楂糕各15克。

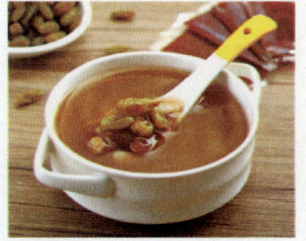

做法及用法:

白扁豆用淘米水浸泡去皮,加水煮熟,撒上山楂糕、葡萄干。一日分3次空腹服用。

功效:

山楂具有降血脂、健脾开胃、消食、活血、化痰的作用。

蜂蜜

营养上品，保健佳品

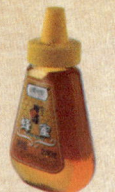

别　　名	蜂糖。
性能功效	性平，味甘。归肺、脾、大肠经。补中，润燥，止痛，解毒。
用法用量	冲调服，15~30毫升。外用适量，涂敷。

慧眼识真伪

蜂蜜依据蜜源植物、颜色、状态、味道的不同分为多个等级，好的蜂蜜味道甜润、有蜜源植物特有的花香，颜色较透明。蜂蜜由单糖类的葡萄糖和果糖构成，可以被人体直接吸收。

功效主治

◎用于脾胃虚寒引起的腹痛、食少等。
◎用于肺虚燥咳或咽干口燥等。
◎用于肠燥便秘。
◎能解乌头类药物之毒，又能调和药性。
◎用于失眠、醉酒、美容护肤等。

用药禁忌

◎湿热壅滞、大便稀薄或腹泻者应慎用。
◎蜂蜜与葱不可同用，食之可能出现不良反应。

古今药方

缓解动脉粥样硬化、高血压

制首乌、丹参各15克。水煎,过滤留汁,放入蜂蜜15毫升,每日1剂。

缓解感冒症状

蜂蜜100克,柠檬1个榨汁,调匀饮用。

食疗养生

甘草蜂蜜茶 润燥安神

组成:

蜂蜜1大匙,莲子心、甘草各2克。

做法及用法:

将莲子心、甘草放入杯中,用沸水冲泡,加盖闷10分钟左右。饮用时依个人口味加适量蜂蜜调味即可。或将莲子心、甘草放入盛水的锅中煎煮,去渣留汁,调入蜂蜜即可。

功效:

甘草有补脾益气、清热解毒的功效;莲子心具有清心、泻火、除烦、安神的功效。

黑豆蜂蜜豆浆　乌发美容

组成：

黄豆50克，黑豆、黑米各20克，蜂蜜适量。

做法及用法：

将黄豆、黑豆分别浸泡至软，洗净；黑米淘洗干净，浸泡2小时。把黑米和泡好的黄豆、黑豆一同倒入全自动豆浆机中，加入适量水煮成豆浆。将豆浆凉至温热，加入蜂蜜调味即可。

功效：

乌发亮发，美容驻颜。

蜂蜜核桃仁豆浆　乌发美发

组成：

黄豆60克，核桃仁40克，蜂蜜适量。

做法及用法：

将黄豆用清水浸泡至软，洗净；核桃仁碾成末。将泡好的黄豆和核桃仁末一同倒入全自动豆浆机中，加入适量水煮成豆浆。将豆浆凉至温热，淋入适量蜂蜜调味后即可饮用。

功效：

本款蜂蜜豆浆对头发生长和色素沉着有重要作用，经常饮用有乌发的效果。

芝麻蜂蜜豆浆 滋肝润燥

组成:

黄豆70克,黑芝麻20克,蜂蜜适量。

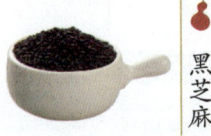
黑芝麻

做法及用法:

将黄豆用清水浸泡至软,捞出,洗净;黑芝麻冲洗干净,沥干水分,然后碾成碎末。将泡好的黄豆和黑芝麻末一同倒入全自动豆浆机中,加入适量水煮成豆浆。将豆浆凉至温热,加入蜂蜜调味即可。

功效:

这款豆浆可滋养肝肾,养血润燥。

蜜豆浆 乌发美发

组成:

黄豆浆200毫升,蜂蜜2大匙。

做法及用法:

将黄豆浆倒入全自动豆浆机中,煮至熟透后倒入碗中。待豆浆凉到60℃左右时,将蜂蜜放入做好的豆浆中拌匀即可。

功效:

蜂蜜水既补充水分,又防秋燥、抗衰老。

甘草

诸药之调和者

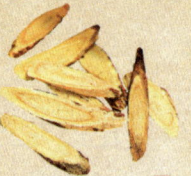

别　　名	密甘、密草国老、粉草、甜草。
性能功效	性平，味甘。通行十二经。补脾益气，清热解毒，调和诸药。
用法用量	水煎服或研末外敷，3~9克。

常用配伍

甘草 + **防风**
（清热解毒）（解菌毒）

作用： 两者配伍，可加强清热解毒的作用，多用于改善热毒疮痈引起的咽喉肿痛症状，解药物、农药、食物中毒及蛇毒等。

甘草 + **人参**
（益气生津）（补气安神）

作用： 两者配伍，相须为用，有补气生津、健脾养心的作用，多用于脾胃虚弱引起的倦怠无力、食欲不振、大便稀薄等。

功效主治

◎用于脾胃虚弱引起的食欲不振、大便稀薄等。
◎用于咳嗽气喘、痰多或无痰等。

用药禁忌

甘草不宜与甘遂、大戟、芫花、海藻、水杨酸衍生物以及降血糖药同用。

古今药方

清热,平肝

菊花15克,黄芪、甘草各20克。开水冲,代茶饮。适用于咽痛干咳、头晕目眩等。

益气养阴

黄芪15克,麦冬10克,甘草3克。水煎服。

食疗养生

清爽解腻茶 助消化,解油腻

组成:

乌梅、山楂各3克,甘草、玫瑰花各1克。

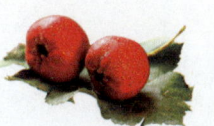

山楂

做法及用法:

将所有材料洗净后,用沸水冲泡,加盖闷15分钟左右即可。

功效:

山楂不可多食,多食可能会引起胃酸过多,影响食欲,进而造成营养不良等。

补血药

何首乌

补精养血,
润肠通便

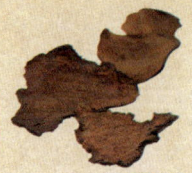

别　　名	野苗、交藤。
性能功效	性微温，味苦、甘、涩。归肝、肾经。补益精血，解毒，截疟。
用法用量	水煎服，10～30克。

何首乌性质温和，不寒不燥，又无腻滞之弊，故为益精血、抗衰老之佳品。《本草纲目》记载，何首乌"气温苦涩，苦则补肾，温则补肝，能收敛精气，所以养血益肝，固精益肾，健筋骨，乌髭发，为滋补良药"。

常用配伍

何首乌 ＋ 白蒺藜

（补精养血）（疏肝解郁）

作用： 两者配伍，有益肾平肝、散风热的作用，多用于肾虚肝郁所致的头昏头痛、失眠等。

何首乌 ＋ 枸杞子

（补肝益肾）（养气养血）

作用： 两者配伍，有补肝肾、养气血、乌须发的作用，多用于肝肾不足、腰膝酸痛、头发虚白等。

慧眼识真伪

正品何首乌与伪品红药子的鉴别主要是通过观察药材的性状：

何首乌表面凹凸不平，呈红棕色或红褐色，有不规则的浅沟或皱纹，横切面黄棕色或浅红棕色，外周皮部有4～11个近圆形异型维管束（即维管植物的叶和幼茎等器官中，由初生木质部和初生韧皮部共同组成的束状结构）形成层环状。

红药子表面也是凹凸不平，颜色呈棕黄色或棕色，横切面红棕色或浅红棕色，异型维管束密集形成层但不呈环状。

功效主治

◎用于血虚引起的头晕眼花、健忘失眠、疲倦乏力以及便秘等。
◎用于肝肾精血亏虚引起的耳鸣、须发早白、腰酸遗精等。
◎用于皮肤瘙痒、痈疽（皮肤浅表脓肿）等。

用药禁忌

◎在服用何首乌的同时，应注意忌食猪羊肉血、铁剂、萝卜、葱、蒜等。
◎生首乌通便作用较强，大便稀薄或腹泻者不宜服用。
◎煎煮何首乌不宜用铁器。

古今药方

改善脱发

制首乌100克,敲碎成小块,放入保温盒或暖水瓶中,用开水浸泡5小时左右,水的颜色变为红棕色即可饮用,每日3次。可以重复加水,水的颜色浅淡后重换制首乌。

如果饮用制首乌水的同时用新鲜的姜片涂抹脱发处,效果更好。

乌发美发

制首乌、熟地黄各30克,当归15克,用1升粮食酒浸泡。15日后开始饮用,每次10毫升左右,每日2次。

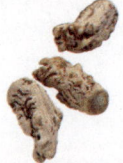
当归

降脂减肥

制首乌、决明子、泽泻各20克,乌龙茶30克,山楂12克。水煎服。此品具有化湿、补肝、利水、降脂及通便的功效,适用于老年虚胖、高脂血症等。

降脂瘦身，稳步降压

制首乌25克，草决明、泽泻、山楂各15克，荷叶5克。水煎后代茶饮。适用于因身体过胖而导致的高血压、高脂血症。

食疗养生

乌龙首乌茶 补肝益肾，补血养身

组成：

何首乌30克，桑椹9克，枸杞子10克，乌龙茶适量。

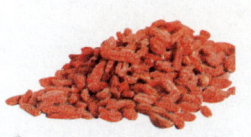

枸杞子

做法及用法：

将全部材料放入砂锅中，加适量清水，煎沸20分钟，滤渣取汁。代茶温饮，每日1～2剂，药渣可再煎服用。

功效：

何首乌是补血药，补益精血，与枸杞子同用，对精血亏虚、腰酸疼痛、头晕眼花、须发早白等有一定的疗效；桑椹补阴。此茶饮能滋阴补血，平补肝肾，适合年老体衰或大病初愈后身体虚弱者饮用。

阿胶

滋阴润肺，补血止血

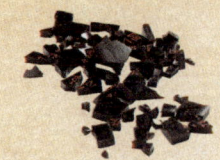

别　　名	驴胶、驴皮胶、盆覆胶、傅致胶。
性能功效	味甘，性平。归肺、肝、肾经。补血，滋阴，润肺，止血。
用法用量	入汤剂宜烊化冲服，5～15克。

常用配伍

阿胶 + 当归
（滋阴止血）（补血调经）
作用： 两者配伍，可加强补血调经的作用，多用于月经过多、崩漏等。

阿胶 + 麦冬
（润肺止血）（润燥生津）
作用： 两者配伍，有养阴润燥、止咳止血的作用，多用于热病伤阴、少气无力、舌红少津、咳痰不爽、虚劳咳嗽等。

功效主治

◎用于血虚引起的面色发黄、头晕眼花等。
◎用于吐血、便血、咯血、崩漏、妊娠尿血等多种出血病症。

用药禁忌

本品滋腻，消化不良、大便稀薄者慎用。

古今药方

改善更年期综合征

酸枣仁15克,水煎;阿胶15克,烊化(即在适量水中加热融化)。将阿胶与酸枣仁水和匀,睡前服用。适用于更年期综合征。

食疗养生

阿胶桂圆鸡 补血

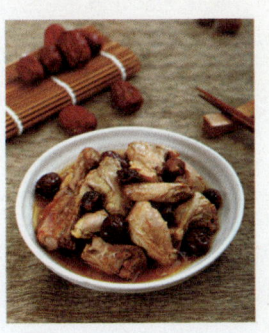

组成:

阿胶20克,鸡肉块150克,桂圆肉15克,去核大枣5个,黄酒、姜、盐、麻油各适量。

做法及用法:

将全部材料入蒸锅中隔水蒸,蒸熟后滴少许麻油即可。

功效:

桂圆有健脾养胃、补心益气的功效,还可用于改善由于脾虚所导致的下血失血症。除此之外,阿胶、大枣均有宁心安神,补血益气的功效。

当归

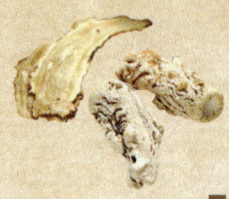

补血活血，润肠通便

别　　名	岷当归。
性能功效	味甘、辛，性温。归心、肝、脾经。补血调经，活血止痛，润肠通便。
用法用量	水煎服，5～15克。

《本草纲目》中记载："古人娶妻，为嗣续也。当归调血，为女人要药，有思夫之意，故有当归之名。"当归与其他中药配合使用，可以辅助治疗许多种女性疾病。因此，自古就有"十方九归"的说法。

常用配伍

阿胶 ＋ **当归**

（滋阴止血）（补血调经）

作用： 两者配伍，可加强补血调经的作用，多用于月经过多、崩漏等。

阿胶 ＋ **麦冬**

（润肺止血）（润燥生津）

作用： 两者配伍，有养阴润燥、止咳止血的作用，多用于热病伤阴、少气无力等。

慧眼识真伪

市场上有时可见到用"欧当归"冒充正品当归，其鉴别方法是滴加碘液。正品当归片一般呈黄白色，微翘，质柔韧，中间有浅棕色环纹。"欧当归"是黄白色或灰棕色，质柔韧，断面有纵横纹。如果在"欧当归"的横切面上滴加碘液1~2滴，可见到饮片的外周立即变为蓝色，并且内侧可见蓝色放射状的纹理；正品当归的横切面滴加碘液后外周则逐渐显出星星点点的蓝色。

功效主治

◎用于血虚引起的面色发黄、头晕眼花、心慌失眠等。
◎用于血虚或血虚兼血瘀引起的女性月经不调、痛经、闭经等。

用药禁忌

大便稀薄或腹泻者慎用，女性崩漏者慎用。

古今药方

改善色素性皮肤病

当归尾50克，先用冷水浸泡20~30分钟，大火煮沸后，改用小火煎煮15~30分钟，共煎煮2次，将2次的药液混匀后，过滤。用脱脂棉蘸少许当归液，涂擦色素沉着处，能抑制黑素形成。

护发

在洗头完毕后，用少许当归液搓揉头发和头部皮肤，能够扩张头部皮肤毛细血管，增加血液循环，促进头发生长，使头发乌黑发亮、柔软顺滑，并能防止脱发和白发，达到护发效果。因此，当归也常常被用于制作护发素。

缓解急性乳腺炎

取当归60克，用清水600毫升煎煮3次，煎为200毫升，每日服用4次，每隔6小时服50毫升，一般早期用药一昼夜症状可消失。

食疗养生

当归黄芪补血茶　气血同补

组成：

黄芪30克，当归片6克。

做法及用法：

将黄芪和当归片放入杯中，用沸水冲泡20分钟左右后即可饮用。

当归鳝鱼煲　补气养血，强筋骨

组成：

活鳝鱼500克，当归20克，党参15克，葱、姜各少许，盐适量。

做法及用法：

以上材料加水共煎煮1小时，喝汤食肉。

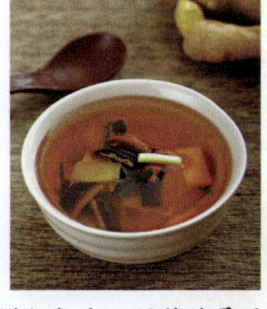

功效：

此汤具有补益气血、增加气力、强筋健骨的功效，适用于久病体虚、倦乏力、风湿关节痛等。

白芍当归滋肝茶　安神活血，滋养肝脏

组成：

白芍、熟地黄、当归各适量。

做法及用法：

将白芍、熟地和当归放入茶杯中内，用沸水冲泡，加盖闷泡15～20分钟，去渣后取汁。代茶饮。

功效：

白芍可补血养血、平肝止痛及改善月经不调。

熟地黄

滋阴补血，益精填髓

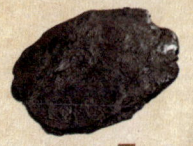

别　　名	熟地、伏地、酒壶花、山烟、山白菜。
性能功效	味甘，性微温。归肝、肾经。补血养阴，填精益髓。
用法用量	水煎服，10～30克。

常用配伍

熟地黄 + 山药
（滋阴补肾）（益肾健脾）
作用： 两者配伍，可加强滋阴补肾、固精止遗的作用，多用于肾虚遗精、遗尿、作喘等。

熟地黄 + 麦冬
（补肝益肾）（养阴润燥）
作用： 两者配伍，有补肝肾、改善肺气不足的作用，多用于缓解肺肾阴虚所致的燥咳等症。

功效主治

◎用于血虚引起的面色发黄、头晕眼花、头晕耳鸣、腰膝酸软等。
◎用于月经不调、肝肾阴亏、不育不孕、便秘等。

用药禁忌

属气滞痰多、胃胀食少、大便稀薄者应忌用。

古今药方

补血和血

熟地黄12克,当归、白芍各9克,川芎6克。水煎服。适用于血虚引起的头晕眼花、心慌失眠、女性月经不调或闭经等。

益气补血

熟地黄、人参、白术、当归、白芍、川芎、白茯苓各9克,甘草5克,姜3片,大枣5个。水煎服,早晚各1剂。

食疗养生

熟地黄羊肉汤 补肾,生发

组成:

羊肉700克,熟地黄、黄芪各30克,当归、姜、白糖、盐、鸡精各适量。

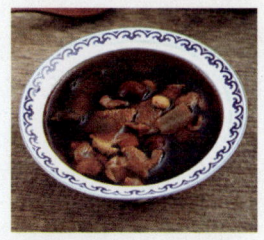

做法及用法:

上述材料入砂锅中以小火煮3小时,再关火焖15分钟即可。

白芍

养血调经,平肝止痛

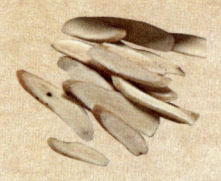

别　　名	亳芍、川芍。
性能功效	性微寒,味苦、酸。归肝、脾、肺经。养血敛阴,柔肝止痛。
用法用量	水煎服,5~15克。

常用配伍

白芍 + **熟地黄**
(养血敛阴)(滋阴养血)
作用: 两者配伍,有养阴养血的作用,多用于血虚所致的头晕目眩、月经涩少和各种血虚证。

白芍 + **石决明**
(柔肝养血)(平肝潜阳)
作用: 两者配伍,有平肝镇静的作用,多用于热病伤津和津亏血少所致的阴虚阳亢、筋脉挛急等,多与养血药、息风药同用,疗效更好。

功效主治

◎用于血虚或阴虚有热的月经不调、崩漏等。
◎用于肝血亏虚引起的面色苍白、头晕耳鸣等。

用药禁忌

阳衰虚寒腹痛、腹泻、麻疹初期兼有表证或透发不畅者等不宜使用。

桂圆肉

开胃益脾，补虚长智

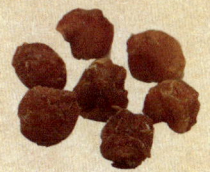

别　　名	龙眼、圆眼、益智。
性能功效	味甘，性温。归心、脾经。补益心脾，养血安神。
用法用量	生食、水煎或浸酒服，30～50克。

常用配伍

桂圆肉 ＋ 黄芪
（养血安神）（益气生血）

作用： 两者配伍，可加强补益心脾、安定神志的作用，多用于血虚惊悸怔忡、失眠健忘等症。

桂圆肉 ＋ 酸枣仁
（养血安神）（滋阴养血）

作用： 两者配伍，有滋阴养血、补益心脾的作用，多用于阴血不足所致的心烦不眠等症。

功效主治

◎用于心脾两虚及气血不足引起的心慌、失眠、健忘、乏力等。
◎用于久病体衰或老弱气血不足者。

用药禁忌

◎虽然桂圆肉营养丰富，但孕妇不宜服用。
◎心虚火旺、风热感冒、消化不良腹胀者忌用。

补阳药

杜仲

温补肝肾，
强筋健骨

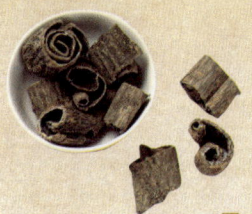

别名	丝棉皮。
性能功效	性温，味甘、微辛。归肝、肾经。补肝肾，强筋骨，安胎。
用法用量	水煎服，10～15克。

杜仲为我国特有的珍贵植物，是补肝肾、强筋骨的要药。在《本草纲目》中杜仲"甘温能补，微辛能润，故能入肝而滋肾"，并"肝主筋，肾主骨，肾充则骨强，肝充则筋健"。

常用配伍

杜仲 + 枸杞子
（补肝益肾）（滋肝养肾）

作用： 两者配伍，可加强补益肝肾的作用，多用于肾虚所致的阳痿、遗精、腰膝酸软等。

杜仲 + 桑寄生
（强壮筋骨）（养血祛风）

作用： 两者配伍，可加强补肝益肾、养血安胎的作用，多用于女性习惯性流产、痹证引起的腰痛等。

慧眼识真伪

正品杜仲皮，扁平板块状，外表淡棕色或灰褐色，有斜方形横裂的皮孔，内表面暗紫色，断面有细密银白色富弹性的橡胶丝。

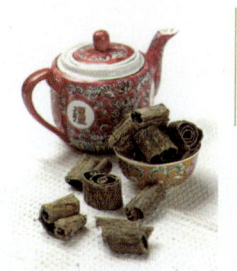

杜仲

伪品之一为丝棉木，来源于卫矛科白杜的树皮，浅槽状或单筒状，外表灰白色或灰黑色相间，内表面黄白色或淡红棕色，有细纵纹，断面有白色胶丝，疏而脆。

伪品之二是正木皮，来源于卫矛科正木的树皮，平板状，外表灰褐色，有点状突起的皮孔及纵向浅裂纹，内表面浅棕色，具纵向条纹，断面有银白色丝状物相连，拉到3毫米处即断。

功效主治

◎用于肝肾不足引起的腰膝酸软、下肢痿软等。
◎用于肝肾亏虚引起的妊娠下血、胎动不安或习惯性流产等。
◎有助于降低血压。

用药禁忌

杜仲性温，阴虚火旺者慎用。

古今药方

缓解肾虚腰膝酸痛、筋骨乏力

杜仲12克,熟地黄、干姜、石斛各9克。水煎服,每日1剂,5日为1个疗程。

改善习惯性流产

杜仲12克,山药、桑寄生各10克。水煎服,每日1剂。

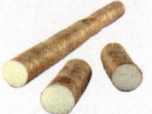
山药

改善胎动不安

杜仲、白术、党参、当归、阿胶各10克。水煎,每日1剂,分3次服。

缓解老年肾虚、筋骨疼痛

杜仲12克,五加皮10克,鸡血藤9克。水煎服,每日1剂,10日为1个疗程。

食疗养生

杜仲炖猪排 补肾益气

组成：

杜仲5克,猪排骨500克,葱、姜、甜面酱、味精、盐、黄酒、大茴香、白糖各适量。

做法及用法：

先将杜仲煎煮取浓汁约50毫升备用;猪排洗净剁块,加入黄酒、盐腌半小时。油锅热后下葱、姜爆香,再将猪排煎黄,放入甜面酱、白糖、药汁、大茴香,小火炖约半小时,待汁液熬干,加味精调味即可食用。

功效：

此品具有补肝肾、强筋骨、益气血的功效。

仲杞寄生茶 强筋健骨,滋阴补阳

组成：

杜仲10克,枸杞子、桑寄生各15克。

做法及用法：

将三味药一同放入砂锅中,加水适量,煎沸20分钟后,滤渣取汁。或者将杜仲、桑寄生一起入锅煎煮,20分钟后取汁冲泡枸杞子饮用。代茶温饮,每日1剂。

冬虫夏草

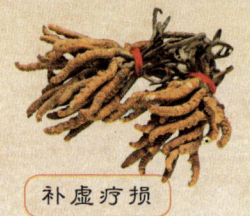

补虚疗损

别　　名	虫草。
性能功效	性温，味甘。归肺、肾经。补精益气，化痰止咳。
用法用量	水煎服，10～30克，或3～10个。

《本草备要》中记载："冬虫夏草，甘平，保肺益肾，止血化痰，止劳咳，四川嘉定府所产者佳。冬在土中，形如老蚕，有毛能动，至夏则毛出土上，连身俱化为草。若不取，至冬处复化为虫。"

慧眼识真伪

正品冬虫夏草形体如蚕，长约3～5厘米，粗约0.3～0.8厘米。伪品凉山虫草或用面和豆粉制成的虫草形体较粗大，而地蚕呈棱形或长棱形，略弯曲。冬虫夏草的外表呈土黄色或黄棕色，而分枝虫草的外表呈黄绿色，入水后呈黄褐色或黑褐色，凉山虫草外表呈棕褐色，地蚕外表呈淡黄色或灰黑色，面和豆粉制虫草外表呈棕红色。冬虫夏草全身有足8对，近头部3对，中部4对，近尾部1对，其中以中部4对最明显。凉山虫草有足9～10对，比冬虫夏草足多1～2对，其他虫草的足不够明显。

功效主治

◎用于肾阳虚衰引起的腰膝酸软、性功能障碍、耳鸣耳聋等。

◎用于病后体虚不复或阳虚自汗怕冷等。

◎各类肿瘤、呼吸系统疾病、循环系统疾病、泌尿系统疾病及糖尿病患者都可根据具体病症酌情服用虫草。

用药禁忌

◎冬虫夏草不宜用泡茶的方法来服用。

◎阴虚火旺证、湿热证、化脓性感染者不宜用。

◎有表邪者（如风寒感冒、风热感冒等）慎用。

古今药方

补肺，平喘，止咳

冬虫夏草3克，仙鹤草15克，百合20克。水煎服，每日1次。适用于老年慢性支气管炎、久咳不愈、气喘等。

改善冠心病

冬虫夏草烘干后，研末，每次0.5克，每日1次，连续2周。具有改善冠心病胸闷、心痛、心律失常的功效。

食疗养生

虫草酿酒　补虚益气，止咳平喘

组成：

冬虫夏草50克，白酒500毫升。

做法及用法：

浸泡30日后饮用，每次15～30毫升，每日2次。

功效：

此酒具有补肺益肾、止咳化痰的功效，适用于痰饮咳喘、虚劳咯血、自汗盗汗、心慌失眠、神疲乏力、阳痿遗精、腰膝酸痛等。

虫草蒸老鸭　滋阴补肾

组成：

冬虫夏草5个，老雄鸭1只，酱油、料酒各适量。

做法及用法：

将虫草放入鸭中，以线扎好，加酱油、料酒各适量，蒸烂。

功效：

本品适用于头晕眼花、耳鸣耳聋、腰膝酸痛、失眠烦躁、手足心热等，同时也适用于乙型肝炎、糖尿病、系统性红斑狼疮等疾病的辅助治疗。

虫草山药羊肉汤　调补肝肾，益精壮阳

组成：

冬虫夏草20克，羊肉片300克，山药30克，枸杞子15克，姜、蜜枣各适量。

做法及用法：

上述材料先用大火煮沸，再改用小火炖熟，加盐适量。

功效：

本品适用于肝肾亏虚引起的宫冷不孕、精少不育、子宫发育不良、女性白带增多、阴冷不育、腰酸膝软、夜尿频多、阳痿早泄等。需注意外感发热、湿热内蕴者不宜服用。

虫草炖老鸭　补肾益气

组成：

老鸭1只，冬虫草30克，葱段、姜片、盐、味精、料酒、大料各适量。

做法及用法：

老鸭去内脏洗净，入沸水中汆烫，捞出漂净血水、浮沫；冬虫草用温水洗净。高压锅内加水烧开，放入老鸭、冬虫草、料酒、大料、葱段、姜片压熟，熄火放气，加盐、味精调味即可。

淫羊藿

补肾壮阳，祛风除湿

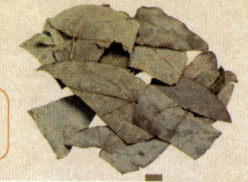

别　　名	仙灵脾。
性能功效	性温，味辛、甘。归肝、肾经。补肾壮阳，祛风除湿。
用法用量	水煎服，3~15克；适量浸酒或入丸、散。

常用配伍

淫羊藿 + 威灵仙
（强筋健骨）（祛风除湿）
作用： 两者配伍，有补阳散寒、行气止痛的作用，多用于改善风湿痹痛、四肢麻木等症。

淫羊藿 + 补骨脂
（补肾壮阳）（固精止泻）
作用： 两者配伍，有补阳固精、补肾益肾的作用，多用于肾阳虚弱所致的尿频、遗尿、阳痿、早泄等症。

功效主治

◎用于肾阳虚衰引起的腰膝酸软、夜尿频多、阳痿遗精、滑泄、宫冷不孕等。
◎用于肝肾不足引起的四肢冷痛、抽搐等。
◎用于肾阳虚引起的喘咳或更年期高血压等。

用药禁忌

淫羊藿壮阳助火，实热证及阴虚火旺者不宜用。

古今药方

改善风湿痹痛

淫羊藿25克,牛蒡子各20克,威灵仙、姜片各15克,桂枝10克,大枣10个,乌蛇肉150克。上述材料煮汤调服。

补肾助阳,益气摄血

淫羊藿、巴戟天、鹿角片各10克,黄芪、山药各12克。水煎45分钟,每次服150~200毫升,每日早、晚各1次,宜空腹饮用。

食疗养生

淫羊藿酒　补肾壮阳

组成:

淫羊藿50克,醪糟250毫升。

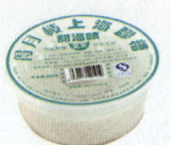

醪糟

做法及用法:

淫羊藿用纱布包好,放入醪糟中,密封,每日振摇1次,7日后每周振摇1次。15天后饮用,每次30毫升,每日2次。

益智仁

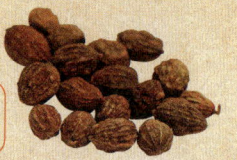

温脾暖肾，固气涩精

别　　名	益智子。
性能功效	性温，味辛。归脾、胃、心、肾经。暖肾固精，温脾开胃，缩尿摄唾。
用法用量	水煎服，3～10克。

常用配伍

益智仁（收敛固摄）＋ **党参**（补脾益气）

作用：两者配伍，有补脾固摄的作用，多用于脾胃虚寒所致的涎水等。

益智仁（温补脾肾）＋ **补骨脂**（温肾止泻）

作用：两者配伍，可加强温补脾肾、固精止泻的作用，多用于脾肾阳虚所致的泄泻、遗精等。

功效主治

◎用于肾气虚寒引起的遗精滑泄、尿频、遗尿等。
◎用于脾胃虚寒引起的腹中冷痛、腹胀腹泻、小儿流涎不止等。

用药禁忌

◎益智仁会伤阴助火，阴虚火旺者忌用。
◎热而不寒、实而不虚者忌用。

◎因热而患遗精、崩漏者忌服。

古今药方

温肾，利湿，化浊

益智仁、川萆薢、石菖蒲、乌药各9克。上述材料水煎，加盐少许（约1克），饭前服用。适用于虚寒引起的小便频多、尿色白如米泔或凝如膏糊等。如兼有其他症状需要酌情加减药物。

食疗养生

益智仁粥　补肾助阳，固精缩尿

组成：

益智仁5克，糯米50克，盐适量。

做法及用法：

益智仁研细末；糯米洗净，浸泡至软，加水煮粥。粥快熟时，加入益智仁末，稍煮，最后加盐调味即可。每日早晚温服。

功效：

此粥适用于妇女更年期综合征以及老年人脾肾阳虚、腹中冷痛、尿频遗尿等。注意，阴虚血热者不宜用。

肉苁蓉

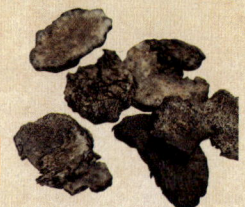

补肾益精，润燥滑肠

别　　名	淡大芸。
性能功效	性温，味甘、酸、咸。归肾经。补肾助阳，润肠通便。
用法用量	水煎服，10～20克。

《本草纲目》中记载，肉苁蓉"补而不峻，故有从容之号"。《神农本草经》记载："肉苁蓉，味甘微温，主治五劳七伤，补中，除体中寒热痛，养五脏，强阴，益精气，治妇人症瘕，久服轻身。"

常用配伍

肉苁蓉 ＋ 杜仲
（补肾益精）（补肝益肾）

作用：两者配伍，可加强补肾强腰的作用，多用于改善肾虚腰痛等症。

肉苁蓉 ＋ 火麻仁
（润肠通便）（润燥通便）

作用：两者配伍，有温阳滋补的作用，多用于改善气血虚衰所致的便秘等症。

慧眼识真伪

正品肉苁蓉为扁圆柱形,每环鳞叶10片以上,鳞叶先端碎断或鳞片脱落,无光泽,断面维管束成深波状圆环,在放大镜下,点状维管束韧皮部外侧的维管束鞘呈尾状延伸。盐生肉苁蓉与正品肉苁蓉相似,但鳞叶窄长且较薄,断面维管束成浅波状圆环,在放大镜下,点状维管束韧皮部外侧的维管束鞘不呈尾状延伸。

功效主治

◎用于肾阳虚引起的筋骨痿软、腰膝酸软、耳鸣目昏、健忘失聪、阳痿不育、宫冷不孕等。
◎用于老年人肾阳不足及精血亏虚引起的便秘。

用药禁忌

◎大便稀薄者忌用。
◎阳强易举者忌用。
◎服用期间忌饮茶。

古今药方

补肾降火,润肠通便

肉苁蓉、瓜蒌仁各15克,火麻仁、怀牛膝各12克,炒枳壳9克,升麻3克,郁李仁6克。水煎50分钟,温服,每日1剂,每日2次。

温补肾阳

肉苁蓉、锁阳各500克。两者水煎浓汁,过滤留汁,再加入蜂蜜250克,熬膏,放入瓷器中贮藏。每次4汤匙,每日2次,饭前温水送服。适用于肾阳虚引起的滑精、阳痿、腰膝酸软等。

壮阳

黄芪、茯苓各15克,滑石、王不留行、扁豆花、车前草各9克,甘草3克,菟丝子12克,肉苁蓉10克。水煎服,每日1剂。适用于男子性功能障碍、功能性不射精、不育等,表现为在正常的性刺激下无性欲高潮,不能随意射精等。

食疗养生

山药羊肉羹　　补肾养肝

组成:

肉苁蓉、山药、羊肉各100克,盐适量。

做法及用法:

肉苁蓉去鳞,用酒洗,与山药、羊肉、水同煮成羹,加盐调味。

肉苁蓉嫩豆拌肉　温肾壮阳

组成：

韭菜子、肉苁蓉、补骨脂各6克，嫩豆、猪肉片各80克，水淀粉、盐、辣椒油各适量。

做法及用法：

将韭菜子、肉苁蓉、补骨脂以水煎，过滤留汁。将猪肉片加油适量稍炒，再放入药汁，加嫩豆，用水淀粉勾芡，再加盐和辣椒油调味即可。

功效：

适用于女性黄体功能不全和男子少精所致的不育。

苁蓉巴戟茶　补肾润肠

组成：

肉苁蓉5克，巴戟天4克，人参2克。

做法及用法：

将所有材料用水过滤，然后切成碎片放入砂锅内；加入适量水，煮沸后续煮10分钟左右即可饮用。代茶饮，每周饮2～3次。

功效：

肉苁蓉和巴戟天均属补阳药，可以补肾助阳、润肠通便，适用于精血不足、腰腿无力者。

蛤蚧

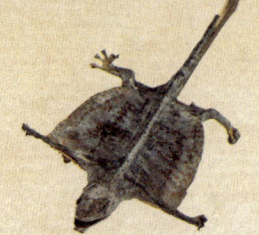

益精助阳，定喘止咳

别　　名	仙蟾、大壁虎、太守宫。
性能功效	性平，味甘、咸。归肺、肾经。补肺益肾，纳气平喘，助阳益精。
用法用量	水煎服，5~10克；或适量研末服。

功效主治

◎用于肺肾两虚引起的虚喘、虚劳肺痿、咯血等。
◎用于肾阳不足及精血亏虚引起的阳痿早泄等。
◎用于尿频、五更泄泻等症。

用药禁忌

◎蛤蚧易发生霉蛀，并易脱尾巴，要置通风干燥处。还可放入一些花椒、樟脑、吴茱萸或荜澄茄（具有温中散寒、行气止痛功效的一种中药）等防蛀。若有虫蛀，可放在太阳下暴晒，但不能用硫磺熏，以免失去效用。
◎阴虚火旺、风寒或实热咳喘者忌用。
◎不宜与藜芦及其制剂同用。
◎忌与田螺同食。

古今药方

缓解肾虚咳嗽喘促

蛤蚧1对,核桃仁250克,五味子60克。上述材料炒酥研末,每次6克,早、晚各1次温水冲服。

改善急、慢性气管炎

蛤蚧2对,海螵蛸500克。两者研细末,加白糖适量,分成48份,每次1份,每日2次,连续服用1个月。

食疗养生

蛤蚧瘦肉贝母煲　温肾壮阳

组成:

蛤蚧干2个,瘦肉100克,川贝母10克,姜片、盐各适量。

做法及用法:

蛤蚧干洗净后以温水浸泡;瘦肉入沸水汆烫后捞出切块;川贝母入温水浸30分钟。蛤蚧放入沸水锅中煲20分钟,再放入瘦肉块、川贝母和姜片煲约1小时至熟,放盐调味。

补骨脂

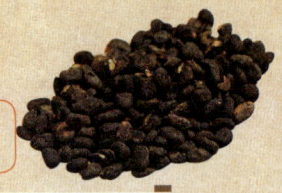

补肾助阳,纳气平喘

别　　名	破故纸。
性能功效	性温,味辛、苦。归脾、肾、心包经。补肾壮阳,温脾止泻,纳气平喘。
用法用量	水煎服,6~15克。

常用配伍

补骨脂 + **桑寄生**
(补肾助阳)(补肾强筋)

作用: 两者配伍,可加强温肾助阳、强健筋骨、祛风除湿的作用,多用于缓解腰膝虚寒等症。

补骨脂 + **肉桂**
(固精止泻)(补肾助阳)

作用: 两者配伍,有补肾助阳、助命门之火的作用,多用于肾虚不足所致的腰膝酸痛、阳痿、遗精等。

功效主治

◎用于肾阳虚引起的腰膝冷痛、重坠、阳痿遗精、尿频等。
◎用于脾肾阳虚引起的腹胀、肠鸣、腹泻等。

用药禁忌

　　属于阴虚火旺引起的眼红口苦、遗精、尿血、大便干燥、小便短涩等症者不宜服用。

鹿茸

补肾壮阳,生精益血

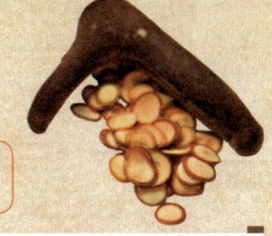

别　　名	斑龙珠、鹿茸片。
性能功效	性温,味甘、咸,归经归肾、肝经。用于补肾壮阳、滋养气血等。
用法用量	研末或入丸、散,也可浸酒,1~3克。

常用配伍

鹿茸 + 杜仲
（大补气血）（强健腰膝）

作用: 两者配伍,可加强益精填髓、强健筋骨的作用,多用于精血亏虚所致的心悸、头晕、腰膝酸软、遗精等。

鹿茸 + 阿胶
（壮阳益阴）（滋阴养血）

作用: 两者配伍,有固精止崩、温补肝肾的作用,多用于任冲不固所致的月经过多、崩漏带下、肝肾不足等,加养血和血的当归疗效更好。

功效主治

◎用于阳痿滑精、宫冷不孕、崩漏带下等症。
◎用于身体羸瘦、神疲、畏寒、眩晕、耳鸣耳聋等症。

用药禁忌

◎阴虚阳亢者、血分有热、胃火盛等病者不宜服用。
◎另外肺有痰热、外感热病者均忌服。

补阴药

枸杞子

滋补肝肾,益精明目

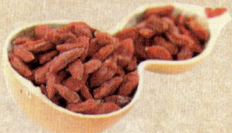

别　　名	枸杞。
性能功效	味甘,性平。归肺、肝、肾经。滋补肝肾,益精明目。
用法用量	水煎服,6~12克。

枸杞子具有滋肾、润肺、补肝、明目、益寿等作用。《神农本草经》记载,枸杞子"久服坚筋骨,轻身不老"。《本草经疏》还记载:"枸杞子润而滋补,兼能退热,而专于补肾、润肺、生津、益气,为肝肾真阴不足、劳乏内热补益之要药。"

常用配伍

枸杞子 + **菊花**

(养肝明目)(清凉祛火)

作用: 两者配伍,相使为用,可加强滋补肝肾、清热明目的作用,多用于肝肾不足所致的头昏眼花,并可有效改善视力。

枸杞子 + **当归**

(滋补肝肾)(补血活血)

作用: 两者配伍,具有滋补肝肾、养血活血的作用,多用于改善肝肾不足所致的腰膝酸痛、遗精等症。

慧眼识真伪

正品枸杞子，呈类纺锤形，略扁，表面鲜红色或暗红色，顶端有凸起的花柱痕，基部有白色的果梗痕，果皮柔韧、皱缩，果肉厚、柔润而有黏性，种子多于20粒，类肾形，扁而翘，表面浅黄色，味甜微酸，嚼后微有苦感，能将唾液染成红色。

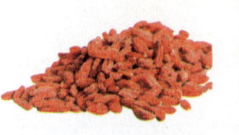

枸杞子

伪劣产品之一为北方枸杞子，呈椭圆形或类球形，表面红色，无光泽，肉少，味香甜不酸。

伪品之二为首阳小檗，矩圆形，暗红色，有皱纹，种子2粒，无果肉，微涩而酸苦。

功效主治

◎用于肝肾阴虚引起的腰膝酸软、头晕目眩、目昏多泪等。

◎用于肝肾不足、阴血亏虚引起的面色暗黄、须发早白、失眠多梦等。

◎用于肺阴虚引起的虚劳咳嗽等。

◎用于阴虚内热引起的消渴。

用药禁忌

◎脾胃虚弱、大便稀薄者不宜多食，脾虚有湿及腹泻者忌用。

◎感冒、发热和消化不良者应暂时停用。

古今药方

改善血脂异常症

枸杞子、女贞子、红糖各适量。研末,制成冲剂。每次6克,每日2次,4~6周为1个疗程。

滋阴,补心,明目

枸杞子15克,麦冬10克,菊花9克。用开水冲泡,每日1剂。可以作为糖尿病患者的常用饮料。

清肝明目,滋阴养肾

枸杞子15~20克,用沸水泡30分钟后代茶饮。能降低血糖、胆固醇,预防动脉粥样硬化。

食疗养生

枸杞子泡白酒 适用于阳痿

组成:

枸杞子30~60克,白酒500毫升。

做法及用法:

浸泡15日,每次5~10毫升,每日2次。

枸杞菊花参茶　清心养神

组成：

菊花、西洋参各3克，枸杞子10克。

做法及用法：

把西洋参切成片，同菊花、枸杞子一同洗净后放入茶杯中，用沸水冲泡即可。

菊花

枸杞子茶　滋补肝肾，提高免疫力

组成：

枸杞子20克。

做法及用法：

将枸杞子清洗干净，放入杯中，用沸水冲泡，或以锅煎煮服用。

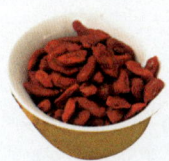

枸杞子

功效：

枸杞子滋养肝肾，益精明目，多用于精血不足所致的头昏眼花、腰膝酸软、耳聋、须发早白等。尤其适合女性食用，能美容养颜。此茶能滋补身体，提高免疫力，延年益寿。

百合

养阴润肺，清心安神

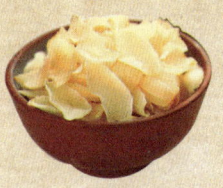

别　　名	山百合。
性能功效	性微寒，味甘、淡。归心、肺、胃经。养阴润肺，清心安神。
用法用量	水煎服，9～15克，大剂量可用到30克。

百合是老少皆宜的药食佳品，具有养阴润肺、清心安神的功效。《本草纲目拾遗》中记载，百合能够"清痰火，补虚损"。《日华子本草》中说，百合能够"安心，定胆，益智，养五脏"。

常用配伍

百合 ＋ 款冬花

（润肺止咳）（止咳化痰）

作用： 两者配伍，有强润肺止咳的作用，多用于缓解燥热所致的咳嗽。此方配姜汤效果更好。

百合 ＋ 知母

（补阴液）（降火不燥）

作用： 两者配伍，可加强补虚清热的作用，多用于缓解阴虚或者热病未消所致的心烦不安、精神不佳等症。

慧眼识真伪

有研究发现食用百合与药用百合不能混用,两者的化学成分有明显的差异。其中兰州百合为川百合变种,也称菜百合、大百合,鳞茎白色,球形或扁球形,鳞片扁平,肥厚宽大,洁白如玉,品质细腻无渣,纤维少,含糖量高,香绵纯甜,无苦味,故称兰州甜百合,是食用百合的最佳品种。但兰州百合不能作为药用百合用于临床,对一般症状无明显改善。

功效主治

◎用于肺阴虚引起的干咳无痰或咳嗽日久、痰中带血等。

◎用于热病后余热未清引起的心烦、口燥、小便短赤等。

◎用于阴虚内热引起的心烦失眠、神经衰弱、烦躁不安等。

◎用于疮肿不溃等。

用药禁忌

◎脾胃虚寒型大便稀薄或有长期轻微腹泻的寒性体质者忌用。

◎风寒感冒引起的咳嗽者忌食。

◎清心宜生用,润肺蜜炙用,常与生地黄、知母等养阴清热之品同用。

古今药方

滋阴润肺，清热止咳

百合、去皮去核枇杷各30克，藕片100克。水煎，每日1剂，分早、晚2次服食。

润肺止咳

新鲜百合40克，蜂蜜15克。两者拌匀，蒸透，每次取数片嚼食，每日数次。适用于燥热咳嗽、咽喉干痛等。服用期间宜辅食枇杷、香蕉、甘蔗、柿饼等润肺止咳之品，忌食辛辣之品。

蜂蜜

食疗养生

百合饮　滋阴润肺，养心安神

组成：

百合100克，白糖适量。

做法及用法：

将百合洗净，加水用小火煎熬，待熟烂后加入白糖，稍煮即可。

百合麦味茶 滋阴润肺

组成：

百合、麦冬各10克，五味子6克，杏仁5克，优质绿茶适量。

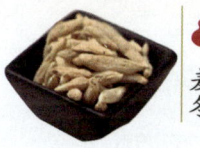
麦冬

做法及用法：

将以上中药用水过滤，后与绿茶一起入砂锅煎煮，20分钟后关火，再加盖闷泡5~10分钟，滤渣取汁。代茶温饮，每日1~2剂。

功效：

百合味甘，性微寒，具有养阴润肺、清心安神的功效，兼有一定的止咳化痰作用；麦冬适用于肺热引起的鼻干咽干、干咳痰少，而且胃热阴虚引起的便秘也可用麦冬调理。

百合二冬茶 清心安神，滋阴降火

组成：

百合15克，天冬、麦冬各10克。

做法及用法：

上述材料入砂锅中加水煎沸后续煮20分钟，滤煮取汁。代茶温饮，每日1剂。

天冬

养阴润肺，清心安神

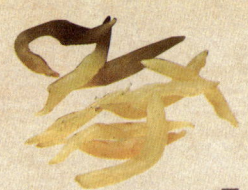

别　　名	天门冬、明天冬。
性能功效	性寒，味甘、苦。归肺、肾经。养阴润燥，清肺生津。
用法用量	水煎服，6～12克。

常用配伍

天冬 + 熟地黄
（滋阴补肾）（滋养精血）
作用： 两者配伍，有滋阴润燥的作用，多用于阴虚津亏、肺燥咳嗽等。

天冬 + 麦冬
（滋阴清热）（益肺生津）
作用： 两者配伍，相须为用，有清热益肺、润燥生津的作用，多用于阴虚热盛、津亏所致的口渴、咳嗽等。

功效主治

◎用于阴虚肺热引起的燥咳、干咳无痰、痰少而黏或痰中带血等。
◎用于热病后期咽干口燥等。
◎用于虚火上炎引起的咽喉肿痛等。

用药禁忌

脾胃虚寒腹泻或外感风寒咳嗽者忌用。

古今药方

缓解百日咳

天冬、麦冬各15克,百部10克,瓜蒌仁、陈皮各6克。水煎服,每日1剂。

改善急、慢性气管炎

天冬、麦冬各15克。水煎,加蜂蜜适量,每次1汤匙,每日3次。适用于急、慢性气管炎干咳无痰者。

食疗养生

天冬冰糖茶 养阴清热,润燥生津

组成:

天冬20克,百合15克,冰糖适量。

做法及用法:

将百合、天冬用水过滤;天冬切碎,冰糖捣碎,与百合一同放入杯内,以沸水冲泡,闷5分钟。去渣取汁。代茶饮用,每日1剂。

功效:

此茶饮具有润肺止咳、除烦去燥的功效。

麦冬

养阴生津，润肺清心

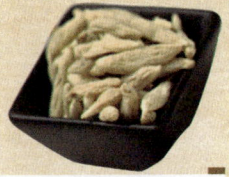

别　　名	寸冬、麦门冬。
性能功效	性微寒，味甘、微苦。归心、肺、胃经。养阴润肺，益胃清心。
用法用量	水煎服，6~12克。

常用配伍

麦冬（清心肺）＋ **五味子**（止咳）

作用： 两者配伍，有清心敛气止咳的作用，多用于肺阴虚、肺气耗损所致的咳嗽等。

麦冬（生津止渴）＋ **玉竹**（养阴润燥）

作用： 两者配伍，可加强润肺养胃、清心除烦的作用，多用于久病、热病伤阴所致的食欲不振、胃热烦渴等。

功效主治

◎用于肺阴虚引起的干咳痰黏或无痰等。
◎用于胃阴亏虚引起的咽干口渴、大便干燥等。
◎用于内热伤阴引起的消渴（糖尿病）等。

用药禁忌

风寒感冒、痰湿咳嗽或脾胃虚寒者不宜服用。

古今药方

养阴安神，清心除烦

炒枣仁10克，麦冬6克，远志3克。水煎，于晚上睡前顿服。适用于虚烦、失眠等。

养阴润燥

麦冬、粳米各15克，党参9克，半夏5克，大枣4个。水煎服。适用于肺痿咳吐涎沫者。

食疗养生

麦地巴戟续断茶　调补阴阳，补血养虚

组成：

麦冬、熟地黄、巴戟天、续断各15克。

做法及用法：

将所有材料用水过滤。将过滤后的所有材料放入砂锅中，然后加入3碗水，30分钟后关火，闷5分钟后饮用。代茶温饮，每日1剂。

功效：

此茶补血、养气、安神，适合低血压者饮用。

黑芝麻

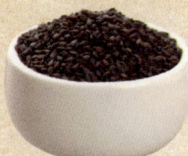

补肝肾，润肠燥

别 名	胡麻、油麻。
性能功效	性平，味甘。归肝、肾、大肠经。补益肝肾，润肠通便。
用法用量	水煎服，10~20克；或适量入丸、散。

功效主治

◎用于肝肾亏虚引起的头晕眼花、须发早白等。
◎用于血虚精亏引起的女性乳少、便秘等。
◎外敷用于疮疡痛痒及诸虫咬伤等。

用药禁忌

黑芝麻有滑肠作用，故大便稀薄者不宜服用。

古今药方

改善老人便秘

黑芝麻50克，核桃仁30克。将两者捣碎，每日早、晚各服1汤匙，温水送服。

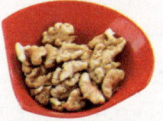

核桃仁

食疗养生

黑芝麻芋头饭 调补阴阳，补血养虚

组成：

黑芝麻、芋头各100克。

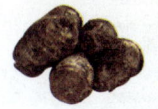

芋头

做法及用法：

米饭蒸熟后，将黑芝麻和芋头放于其上蒸熟，每日分3次食用。

黑芝麻何首乌粥 乌发亮发

组成：

黑芝麻、何首乌各30克，桂圆肉4颗，大米80克，糙米50克，冰糖适量。

做法及用法：

糙米入水浸泡2小时，何首乌入锅中，加水以大火煮开，转小火煎煮20分钟，将大米、糙米放入何首乌中，加适量清水煮开，续转小火煮约30分钟，再放入桂圆肉煮，最后加冰糖调味，撒上黑芝麻即可。

功效：

此粥有乌发生发、补血润肺的作用。

玉竹

养阴润燥，生津止渴

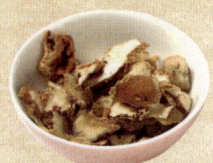

别　　名	葳蕤、节地。
性能功效	性微寒，味甘。归肺、胃经。滋阴润肺、解热消渴。
用法用量	煎汤，熬膏，浸酒或入丸、散。

常用配伍

玉竹（清肺润燥）＋薏苡仁（除湿消脓）

作用： 两者配伍，可加强排脓止咳的作用，多用于肺结核干咳痰稠等症。

玉竹（养阴润肺）＋石斛（生津润燥）

作用： 两者配伍，有养肺健胃、生津除烦的作用，多用于热病伤津所致的烦渴。

功效主治

用于肺胃阴伤、燥热咳嗽、咽干口渴、内热消渴等症。

用药禁忌

◎痰湿气滞者忌服。
◎脾虚便溏者慎服。
◎阴病内寒者忌服。

国医聊本草

玉竹中所含的维生素A可改善皮肤干裂、粗糙的状况。

石斛

益胃生津，滋阴清热

别　　名	吊兰、金钗。
性能功效	性微寒，味甘、淡。归肺、胃经。清热养胃，滋阴除烦。
用法用量	煎汤或熬膏。9～12克。

常用配伍

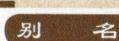 + 生地黄

（养胃生津）（滋阴凉血）

作用： 两者配伍，有滋阴凉血、清热化痰的作用，多用于热邪入营所致的高热、烦渴、舌红等。

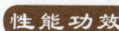 + 贝母

（滋阴除烦）（清热化痰）

作用： 两者配伍，可加强滋阴除烦、清热化痰、泄热的作用，多用于烦渴、肺热燥咳、干呕、痨嗽吐血等。

功效主治

◎用于阴伤津亏引起的口干舌燥、食少干呕、便秘等。
◎用于阴虚内热引起的虚热不退、余热不清等。
◎用于肝肾阴虚引起的头晕眼花、视物不清等。

用药禁忌

　　脾胃虚寒、热病早期阴未伤、湿温病未化燥者忌服。

桑椹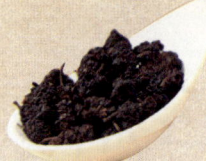

滋阴养血，生津润燥

别　　名	桑果、桑椹子、桑枣。
性能功效	性寒，味甘、酸。归肝、肾经。滋阴补血，生津润燥。
用法用量	水煎服，9～15克。

常用配伍

桑椹 + 黑芝麻
（补益肝肾）（乌发亮发）
作用： 两者配伍，有乌须发的作用，多用于少白头、未老发白等症。

桑椹 + 麦冬
（滋阴养血）（滋阴生津）
作用： 两者配伍，有生津润燥止渴的作用，多用于缓解津亏血少所致的口燥咽干、烦渴等症。

功效主治

◎用于肝肾亏虚、阴血不足引起的头晕、眼花、耳鸣、失眠、须发早白、腰膝酸软等。
◎用于预防老年高血压、冠心病等慢性病。

用药禁忌

◎脾胃虚寒、大便稀薄者不宜食用。
◎糖尿病患者应忌食。

第三章 化痰止咳类养生中药

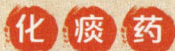

贝母

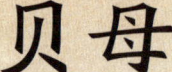

清热润肺，化痰止咳

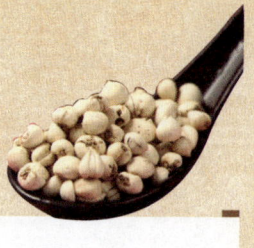

别　　名	川贝母、浙贝母。
性能功效	性微寒，味苦、甘。归心、肺经。清热化痰，润肺止咳，散结消肿。
用法用量	水煎服，3～10克。

贝母有很多种，临床应用中主要以浙贝母和川贝母为主。浙贝母以产于浙江象山为优，川贝母以产于四川为佳。浙贝母具有清热化痰、散结消肿的功效，川贝母具有清热化痰、润肺止咳、散结消肿的功效。

常用配伍

贝母 ＋ 款冬花

（清热化痰）（止咳平喘）

作用： 两者配伍，可加强清热化痰、止咳平喘的作用，多用于痰气郁结所致的咳嗽气喘。

贝母 ＋ 杏仁

（润肺化痰）（降气平喘）

作用： 两者配伍，有止咳化痰的作用，多用于缓解痰多、咳嗽气喘等症。

功效主治

◎用于咳嗽。川贝母善治阴虚燥热之肺虚久咳、痰少咽燥或痰中带血等;浙贝母多用于外感风热或痰热郁肺引起的咳嗽。

◎用于淋巴管结核、乳腺炎、肺脓肿等。

用药禁忌

◎无论是川贝母还是浙贝母,都不宜与乌头类药物同用。

◎川贝母和浙贝母都不宜用于寒痰、湿痰。

古今药方

改善手、足及耳部冻疮

浙贝母、冰片各适量,研末,按9:1比例混合,加适量温水调成糊状,外敷患处,用消毒纱布固定。24小时更换1次,一般2~4次可愈。

改善口腔溃疡

浙贝母、白及按2:1比例研末,用冷开水送服或含化咽服。每次4克,每日3~4次,1~3周治愈。

缓解慢性胃炎

山药、生鸡内金各100克,醋制半夏60克,浙贝母40克。研末,每次3克,用水吞服,每日3次。

消炎平喘

蜂蜜30克,贝母12克。将贝母加蜂蜜放适量水在砂锅中以小火炖熟。清晨温服,连服15~20日。具有预防和缓解呼吸道感染和哮喘的功效。

食疗养生

贝母粳米粥　化痰止咳,清热散结

组成:

贝母粉10克,粳米50克,冰糖适量。

做法及用法:

用粳米、冰糖煮粥,待米开汤未稠时,调入贝母粉,改小火稍煮片刻,粥稠即成。每日分早、晚2次温服。

功效:

适用于急、慢性气管炎,肺气肿,乏力等。

贝母莲藕茶　保护脾胃，润肺消痰

组成：

莲藕20克，川贝母5克，蜂蜜适量。

做法及用法：

将莲藕洗净切块，研成碎末。川贝母磨成粉，然后连同藕粉一起放入锅中，加入100毫升的水煮沸，5分钟后根据个人口味调入蜂蜜，即可饮用。或者从药店里直接购买加工后的成品藕粉10克，连同川贝母粉一起入茶饮用。

功效：

莲藕能补益气血、保护脾胃，可用于泻痢、腹泻、疲劳、咳嗽、食欲缺乏等症；川贝母可清热解毒、止咳平喘、润肺消痰。此茶饮可改善胃酸分泌，缓解胃溃疡症状。

川贝雪梨羹　化痰止咳，润肺养阴

组成：

雪梨或鸭梨1个，川贝母6克，冰糖20克。

做法及用法：

将梨于柄部切开，挖去核；将川贝母研成粉末后装入雪梨内，用牙签将柄部复原固定，放大碗中加入冰糖，加少量水，隔水蒸半小时。

海藻

消痰软坚，利水消肿

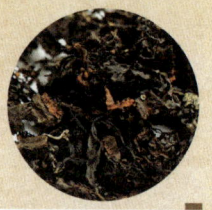

别　　名	落首。
性能功效	性寒，味苦、咸。归肝、胃、肾经。消痰软坚，利水消肿。
用法用量	水煎服或入丸、散，10～15克。

功效主治

◎用于肝肾阴虚、肝火郁结、痰火凝聚引起的瘰疬等。

◎用于脚气（是指以足胫麻木、酸痛、软弱无力为主症的一种维生素B_1缺乏症，并非西医中真菌感染引起的脚气）、水肿等。

◎用于治疗慢性气管炎等症。

用药禁忌

◎有专家指出，部分海藻类补品的营养价值有限，有些藻类甚至会引发疾病，要慎用。

◎海藻不可与甘草同用，属禁忌。

◎脾胃虚阴者禁用。

◎血气亏损者禁用。

古今药方

改善口腔溃疡

海藻18克,昆布、瓜蒌各15克,夏枯草、生牡蛎各30克,浙贝母、三棱、莪术各9克,连翘、红花各12克,甘草、水蛭各6克,三七粉(冲服)1克。水煎,每日1剂,分2次服用。

预防食道癌、直肠癌

海藻、黄药子各30克,水蛭6克。共研末,每次6克,每日2次,黄酒冲服。

食疗养生

海藻薏苡仁海带粥　宣肺化痰,健脾利水

组成:

海藻、海带、甜杏仁各10克,薏苡仁30克。

做法及用法:

将海藻、甜杏仁、海带加适量水煎煮,取汁,再与薏苡仁煮粥食用。

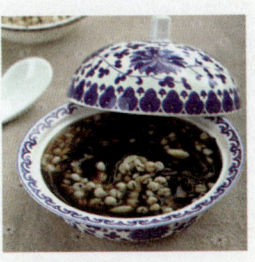

桔梗

开宣肺气，祛痰化脓

别　　名	苦桔梗、白桔梗。
性能功效	性平，味苦、辛。归肺经。宣肺，祛痰，利咽，排脓。
用法用量	水煎服，3～10克。

常用配伍

桔梗 + 贝母
（祛痰止咳）（清热散结）
作用： 两者配伍，有消痰止咳、解郁的作用，多用于治胸痛、吐痰黏稠、咳嗽、瘰疬等。

桔梗 + 甘草
（宣肺利咽）（疏风散热）
作用： 两者配伍，有清热利咽的作用，多用于内热引起的咽喉肿痛。

功效主治

◎用于咳嗽痰多，寒、热均可用之。
◎用于肺脓肿引起的发热、胸痛、咳吐脓血、痰黄腥臭。
◎用于胸闷不畅、咽喉肿痛、音哑等。
◎用于下痢、里急后重、小便不利等。

用药禁忌

◎服用过量会引起恶心呕吐。
◎肺结核、支气管炎及支气管扩张者忌大量内服。
◎阳虚久咳及有咯血倾向者不宜用。
◎不宜与猪肉同食。

古今药方

解表散寒

桔梗6克,甘草3克。两者水煎6分钟,加入葱白2根,加盖焖1~2分钟,热服,早、晚各1次。适用于感冒风寒引起的咽喉微痛、吞咽不利等。如伴有恶心呕吐,可加入15克姜片略煮。

食疗养生

桔梗茶 滋润咽喉,润肺化痰

组成:

干燥桔梗10克,千日红5克,蜂蜜适量。

做法及用法:

将桔梗和千日红放入杯中,用沸水冲泡,浸泡10分钟左右后,过滤取汁,加入适量蜂蜜调味。代茶饮用。

瓜蒌

清热化痰，宽胸散结

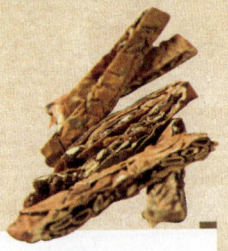

别　　名	药瓜皮。
性能功效	性寒，味甘。归肺、胃、大肠经。清热化痰，宽胸散结，润肠通便。
用法用量	水煎服，10～20克。

功效主治

◎用于肺热咳嗽、痰黄稠不易咯出等。
◎用于痰热互结引起的胸闷、吐痰黄稠等。
◎用于肠燥便秘。
◎用于肺痈、乳痈、胸痹心痛等。

用药禁忌

◎脾胃虚弱泄泻者忌用。
◎不宜与乌头类药物同时使用。

古今药方

治疗急性乳腺炎

全瓜蒌45克，水500毫升。用小火煎煮30分钟左右，取汁200毫升，分为早、晚2次温服。

改善乳腺增生

瓜蒌皮、海藻、淫羊藿、茯苓各15克,当归、柴胡、青皮、陈皮、莪术、半夏各10克。上述材料同入砂锅,加水600毫升,大火煮沸后改小火煎15分钟,取药液300毫升。再加适量水,煎法如前法,取药液200毫升。将两次药液混合,分2次服。

食疗养生

瓜蒌腹皮炖猪肚 宽胸散结,利水疏肝

组成:

瓜蒌20克,大腹皮25克,猪肚1个,葱、姜各少许。

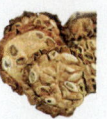
瓜蒌

做法及用法:

将大腹皮、瓜蒌洗净;猪肚洗净,放沸水氽烫透,捞起待用;姜切片,葱切段。将猪肚放炖锅内,大腹皮、瓜蒌放在猪肚内,加水1500毫升,放入盐、姜片、葱段。用大火烧沸,再用小火炖煮1小时即成。

功效:

适用于肝硬化伴糖尿病患者。

半夏

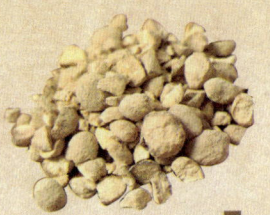

燥湿化痰，降逆止呕

别　　名	叶半夏、三叶老、三步跳。
性能功效	性温，味辛，有毒。归胃、肺经。健胃消痰、平喘止呕。
用法用量	煎汤或入丸、散或研末调敷。3～9克。

常用配伍

半夏（降逆止呕） + **人参**（补虚理中）

作用： 两者配伍，相使为用，可加强半夏降逆止呕的作用，多用于虚寒呕吐反胃等症。

半夏（健胃消痰） + **夏枯草**（疏肝泻火）

作用： 两者配伍，有和胃去火的作用，多用于痰热引起的夜寐不宁、失眠等。

功效主治

◎用于痰厥头痛、呕吐反胃、胸脘痞闷等症。
◎用于咳嗽、气喘、多痰、头痛、风痰眩晕等症。

用药禁忌

◎一切血证及阴虚燥咳、津伤口渴者忌服。
◎半夏不宜与乌头类药材配伍。

胖大海 喉科常用药

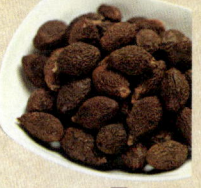

别　　名	安南子、胡大海、大发。
性能功效	性微寒，味甘，淡。归肺、大肠经。清肺化痰，润肠通便。
用法用量	沸水泡服或水煎服，2～4个。

常用配伍

胖大海 + **甘草**
（清热开肺）（解毒润肺）
作用： 两者配伍，有清热解毒，开肺利咽的功效。

胖大海 + **麦冬**
（清热利咽）（益胃润肺）
作用： 两者配伍，有除烦解渴，利咽消肿的功效。

功效主治

◎用于痰热咳嗽、肺热声哑、咽喉肿痛、目赤牙痛等。
◎用于热结肠胃引起的大便干燥秘结、小便短黄、面赤身热、口苦口臭等。
◎用于风火牙疼、虫积下食、三焦火证等。

用药禁忌

　　脾胃虚寒及风寒感冒引起的咳嗽、咽喉肿痛、声音嘶哑、肺阴虚咳嗽不宜用；胖大海不宜久服多服。

止咳平喘药

白果

敛肺平喘，止带缩尿

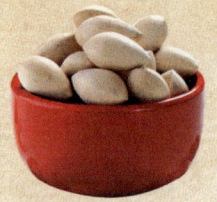

别　　名	银杏、白果仁、公孙果。
性能功效	性温，味苦、微辛、甘，有小毒。归肺、大肠经。止咳平喘，润肠通便。
用法用量	水煎服，3～10克。

常用配伍

白果 + **芡实**

（止泻止带）（补脾益肾）

作用： 两者配伍，可加强止泻止带的作用，多用于带下、泄泻等。

白果 + **款冬花**

（敛肺定喘）（降气止咳）

作用： 两者配伍，可加止咳化痰的作用，多用于缓解哮喘等症。

功效主治

◎用于外感内热、头痛目赤、咽喉肿痛等症。
◎用于脾肾亏虚引起的带下清稀、白浊、小便频数、遗尿等。

用药禁忌

◎白果有毒，不宜大量食用或生食。
◎白果药性收敛，咳嗽痰稠不利者慎用。

古今药方

改善支气管炎、咳嗽

白果10克,炒后去壳,将白果仁煮熟,加入蜂蜜适量服用。

降血压

白果15粒,枸杞子18克。两者用小火水煎约20分钟至白果熟烂为度,睡前服用。

食疗养生

香菇白果 益气固肾,降压降脂

组成:

香菇150克,白果10粒,盐、白糖、高汤、酱油、鸡精、水淀粉、麻油各适量。

做法及用法:

香菇水发后沥干,白果油炸后去皮、胚芽。先将香菇和白果略炒,加入盐、白糖、高汤、酱油、鸡精各适量,用大火烧沸,再改用小火炖,最后用水淀粉勾芡,淋上麻油即可。

苦杏仁

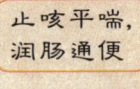
止咳平喘，润肠通便

别　　名	杏仁。
性能功效	味苦，性微温。归肺、大肠经。止咳平喘，润肠通便。
用法用量	水煎服，3~10克，宜打碎入煎。

苦杏仁有小毒，但却具有止咳平喘、润肠通便的作用。《本草求真》中记载："杏仁有发散风寒之能，复有下气平喘之力……凡肺经感受风寒而见咳嗽胸满便秘……无不可调治。"现代研究证明苦杏仁所含成分能够防癌、抗癌，分解人体内的致癌物质，杀死癌细胞。

常用配伍

 +

（降气止咳）（解表化痰）

作用： 两者配伍，可加强解表散寒、止咳祛痰的作用，多用于外感风寒所致的咳嗽。

苦杏仁 + 桔梗

（降气止咳）（宣肺祛痰）

作用： 两者配伍，有宣降肺气、止咳祛痰的作用，多用于风寒咳嗽、痰多等症。

慧眼识真伪

苦杏仁、甜杏仁、桃仁3种药材在外观性状上非常相似，容易混淆。

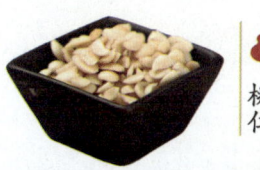
桃仁

◎苦杏仁、甜杏仁均呈扁心脏形，顶端略尖，基部钝圆，表面红棕色，都有子叶2枚。苦杏仁左右不对称，有自茎部发出脉状条纹和细微纵皱，顶端有不明显珠孔，一侧有微突起的条状种脐，种皮薄，富油性，水研磨有苦杏仁特有的香气。而甜杏仁左右对称，种脊明显，种皮较苦杏仁厚，子叶接合处有空隙。

◎桃仁呈扁平长卵形，表面黄褐色或赤褐色，有自茎部发出的放射状维管束纹，尖端一侧边缘有微突起的深色条状种脐，种皮薄，易剥去，内有富含油质的子叶2片。

功效主治

◎用于多种类型的咳喘证。
◎本品外用还可以用于蛲虫病、外阴瘙痒等。

用药禁忌

婴儿、阴虚劳嗽、大便稀薄者慎用。

古今药方

缓解牙痛

苦杏仁7个,蒜7个。两者捣碎成泥,外敷太阳穴,然后用胶布固定4~8小时,1~2次即可。适用于牙周炎、牙髓炎等引起的牙痛。左侧牙痛外敷右侧太阳穴,右侧牙痛外敷左侧太阳穴。

蒜

改善黄水疮

去皮的苦杏仁1个,用微火烤至焦黄色,在清洁后的水磨石上研出油,备用。先用75%的酒精清洁疮面及周围皮肤,然后用干棉球将渗液及脓痂清理干净,再用棉签蘸杏仁油涂于患处,不需要包扎,暴露患处,治疗1~3次即可。

改善慢性支气管炎

带皮苦杏仁与等量冰糖研碎,混匀。每日早、晚2次,各服10克,10日为1个疗程。

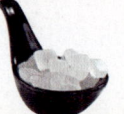

冰糖

食疗养生

杏仁粥　宣肺化痰，止咳平喘

组成：

苦杏仁5克，粳米50克，冰糖适量。

做法及用法：

上述材料加水煮粥服食。

功效：

适用于老年人咳喘。服用期间，饮食不宜过饱，需清淡，忌食油腻、辛辣（辣椒、蒜、洋葱等）的食物，不宜饮用浓茶、咖啡、酒、可乐等。

杏仁茶　润肠通便

组成：

苦杏仁、冬瓜子、麻子仁各10克。

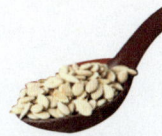

冬瓜子

做法及用法：

将所有材料放在热水中浸泡8~10分钟，去皮后捣烂，置锅中，加入适量清水搅匀，烧沸即成。代茶温饮，每日1~2剂。

功效：

此茶常被用于症见大便干结、口干舌燥者。

枇杷叶

清热、化痰、止咳之常用药

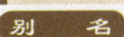

别　　名	杷叶、芦桔叶、巴叶。
性能功效	性平，味苦。归肺、胃经。清肺止咳，降逆止呕。
用法用量	水煎服，5～10克。

常用配伍

枇杷叶 + 半夏
（清肺泻热）（燥湿化痰）
作用：两者配伍，可加强降逆止呕的作用，多用于气逆湿阻所致的呕吐、恶心及气逆痰郁所致的咳嗽等。

枇杷叶 + 麦冬
（清肺止咳）（润肺生津）
作用：两者配伍，有清肺止咳除烦的作用，多用于心烦口渴、肺热咳嗽，与贝母配伍，效果更好。

功效主治

用于肺热引起的咳嗽、口苦咽干等。

用药禁忌

◎枇杷叶苦降，胃寒呕吐、风寒咳嗽者不宜食用。
◎大量服用新鲜枇杷叶易引起中毒导致共济失调。
◎止咳宜炙用，止呕宜生用。

古今药方

改善慢性咽炎

黄芪50克,白术、防风、玄参、麦冬、山豆根、枇杷叶、丹参各20克,桔梗、当归各10克,白花蛇舌草30克,甘草5克。随症加减,水煎服,每日1剂,10剂为1个疗程,连用3个疗程。

清肺胃之热

枇杷叶10克,沸水冲泡,代茶饮。适用于肺、胃热的痤疮患者。

食疗养生

枇杷粥 改善青春痘

组成:

枇杷叶9克,菊花、生石膏各10克,粳米60克。

做法及用法:

将枇杷叶、菊花、生石膏用纱布包好,水煎,留汁,加入粳米煮粥。每日1剂,分为数次服用。

款冬花

润肺下气，止咳化痰

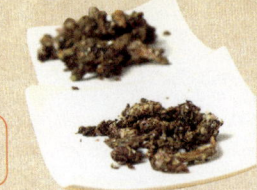

别　　名	冬花。
性能功效	性温，味辛、苦。归肺经。润肺下气，止咳化痰。
用法用量	水煎服，5~10克。

常用配伍

款冬花 + **杏仁**
（止咳化痰）（降气定喘）
作用： 两者配伍，有止咳定喘的作用，多用于痰气郁结所致的气喘咳嗽。

款冬花 + **五味子**
（止咳化痰）（敛肺气）
作用： 两者配伍，可加强敛肺止咳的作用，多用于水饮的咳嗽气喘，湿痰、吐痰清稀量多等症。

功效主治

◎用于一切咳嗽属于肺病者，不论外感内伤、寒热虚实，皆可用之。
◎肺虚、久嗽、肺寒痰多之咳嗽最为适宜。

用药禁忌

咯血或肺痈咳吐脓血者慎用。

古今药方

改善口舌生疮

蛇床子5~10克，水煎，漱口。再用款冬花、黄连各10克，研末，加水适量，制成药饼，外敷患处，每日数次。

缓解暴发咳嗽

款冬花60克，桑白皮、川贝母、五味子各15克，杏仁、炙甘草各10克。水煎服。

食疗养生

款冬花茶　养阴生津，润肺止咳

组成：

款冬花9克，冰糖15克。

做法及用法：

将款冬花、冰糖放入茶杯中，用沸水冲泡，盖上盖子闷10分钟即可。

功效：

款冬花适用于因肺病引起的咳嗽；冰糖入肺经，润肺，养阴生津。此茶是缓解咳嗽的良方。

苏子

辛温不燥,消痰止咳

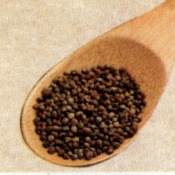

别　　名	黑苏子、紫苏子。
性能功效	性温,味辛。归肺经。降气化痰,止咳平喘,润肠通便。
用法用量	水煎服,5～10克;或适量入丸、散。

常用配伍

苏子 + **贝母**
(降气平喘)(清肺祛痰)
作用: 两者配伍,有降气化痰、平喘的作用,多用于改善痰气壅滞所致的喘咳、痰多等症。

苏子 + **半夏**
(下气平喘)(降逆祛痰)
作用: 两者配伍,有降逆、平喘、化痰的作用,多用于气逆痰盛引起的喘咳。

功效主治

◎用于痰阻气滞、咳嗽痰多、气逆作喘、肠燥便秘。
◎用于冠心病、高脂血症及用于蛇、犬咬伤。

用药禁忌

◎苏子滑肠耗气,故脾虚大便稀薄、腹泻者忌用。
◎阴虚喘咳者慎用。

古今药方

改善蛔虫病

生苏子捣烂或咬碎嚼服,4～10岁儿童1次服用20～50克,成人1次服用50～70克,每日2～3次,空腹服用,连续3日或更多。

宣肺降气,清热化痰

白果、麻黄、半夏、款冬花、杏仁各9克,桑白皮、苏子、黄芩各6克,甘草3克,水煎服。适用于咳嗽痰多、痰稠色黄等。注意:半夏有毒,使用本方前需咨询医生。

食疗养生

苏子麻仁粥 润肠通便,滋阴养胃

组成:

粳米50克,火麻仁、苏子各40克。

做法及用法:

将两味药洗净,烘干,打成细末,加热水用力搅匀。粳米淘净,浸泡至软,入锅内加入药汁,用中火煮熬成粥。可每日1次,佐餐食用。

百部

润肺止咳,杀虫灭虱

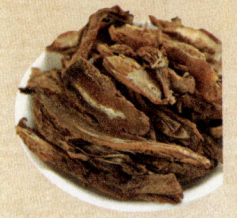

别　　名	百条根。
性能功效	性微温,味甘、苦,有小毒。归肺经。润肺止咳,杀虫灭虱。
用法用量	水煎服,5~15克。外用适量。

常用配伍

百部（润肺止咳）**＋ 麻黄**（宣肺定喘）

作用: 两者配伍,可加强定喘止咳的作用,多用于风寒咳嗽、小儿寒嗽,与杏仁配伍,效果更好。

百部（润肺止咳）**＋ 贝母**（化痰散结）

作用: 两者配伍,有润肺化痰、止咳散结的作用,多用于痰热凝结所致的咳嗽、胸痛及痰黄稠、量少等症。

功效主治

◎用于新久咳嗽、寒热咳嗽、老年咳喘、百日咳、肺结核等,尤善治疗久咳虚嗽。
◎外用缓解头虱、体虱、皮肤疥癣、湿疹等。

用药禁忌

◎百部易伤胃、滑肠,脾虚大便稀薄者忌用。
◎热嗽、水亏火炎者禁服。

桑白皮

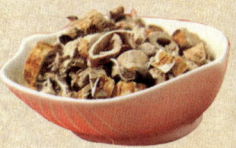

泻肺平喘，利水消肿

别　　名	桑根皮、桑皮、白桑皮。
性能功效	性寒、味甘、辛。归肺经。用于平喘止咳，利水消肿。
用法用量	煎汤或入散剂捣汁涂。6～12克。

常用配伍

桑白皮 + **阿胶**
（泻肺平喘）（补血养阴）
作用： 两者配伍，补泻兼施，可加强补血养阴、润肺止咳、泻肺平喘的作用，多用于肺阴亏虚，或燥邪伤肺之咽喉疼痛、咳喘少痰、痰中带血者。

桑白皮 + **陈皮**
（润肺平喘）（理气调中）
作用： 两者配伍，有清肺泄热、燥湿化痰、止咳平喘的作用，多用于肺热咳喘痰多。

功效主治

◎用于肺热喘咳、水肿胀满等症。
◎用于尿少、面目水肿等症。

用药禁忌

肺虚无火，小便多及风寒咳嗽忌服。

紫菀

宣开肺气,化痰止咳

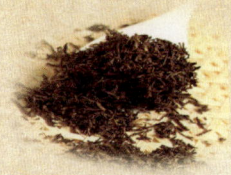

别　　名	山白菜。
性能功效	性微温,味苦、辛。归肺经。润肺,止咳,化痰。
用法用量	水煎服,5～10克。

常用配伍

紫菀 + 百部
(辛散苦降)(甘润苦降)

作用:两者配伍,可加强降气祛痰、润肺止咳的作用,多用于外感咳嗽、久咳不止、咳痰带血等症。

紫菀 + 阿胶
(化痰止咳)(滋阴润肺)

作用:两者配伍,有化痰、止咳、止血的作用,多用于虚劳所致的咳嗽、咳痰不爽、痰中带血等症。

功效主治

◎用于肺寒、肺热、肺虚等证。
◎用于小便不通等、痰多咳嗽等症。

用药禁忌

　　阴虚火旺燥咳及实热咳嗽者,不宜单用,需与适当药物配伍使用,方可奏效。

第四章 清热类养生中药

清热解毒药
板蓝根

清热解毒,凉血利咽

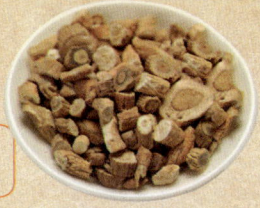

别　　名	板蓝、山蓝大蓝根、马蓝根。
性能功效	性寒,味苦。归肺、胃经。清热解毒,凉血,利咽。
用法用量	水煎服,9~15克。

　　板蓝根具有清热解毒、凉血利咽等功效,目前在临床上多将板蓝根用于流行性腮腺炎、流行性感冒、流行性乙型脑炎、带状疱疹、玫瑰糠疹、扁平疣、病毒性肝炎等多种疾病的治疗。近年来又发现板蓝根具有抗血小板聚集、增强机体免疫力等作用。

常用配伍

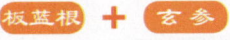

（解毒凉血）（清热祛痰）

作用：两者配伍,相须为用,可加强清热利咽的作用,多用于改善咽喉肿痛、热病发斑、声音喑哑等症。

　　　　板蓝根 ＋ 玄参

（凉血利咽）（滋阴解毒）

作用：两者配伍,有滋阴利咽、清热解毒的作用,多用于改善咽喉肿痛、热病发烧、咽干口渴、心烦等症,与知母、金银花、连翘配伍,疗效更好。

慧眼识真伪

板蓝根主要需与爵床科马蓝（南板蓝根）相区别。板蓝根根呈圆柱形，稍扭曲，根头部膨大；表面呈灰黄色，有纵皱，横长皮孔样突起；质实略软，皮部黄白色，木部黄色。

爵床科马蓝根茎呈类圆柱形、多弯曲，分枝多；表面呈灰棕色，有膨大的节，节上有细根或茎残基；质硬而脆，皮部蓝灰色，木部灰蓝色，有髓。

功效主治

◎用于外感风热或瘟病初起，症见发热头痛、咽喉肿痛等。
◎用于热毒发斑、痄腮、喉痹、大头瘟疫、丹毒、火眼、痈肿等。
◎用于病毒性及细菌性感染疾病。
◎用于对病毒性感冒、病毒性肝炎的预防和治疗。

用药禁忌

◎脾胃虚寒者忌用。
◎板蓝根不宜当作食品、饮料摄入。
◎服用板蓝根可能会出现过敏反应：全身皮肤发红、皮疹瘙痒、头昏眼花、胸闷气短、烦躁、抽搐、恶心呕吐、消化道出血等。
◎少儿不宜久服多服。
◎对板蓝根有过敏史者应慎食。

古今药方

预防感冒

板蓝根18克,研粗末,水煎,代茶饮;或加羌活9克,水煎服;也可用板蓝根冲剂,每次冲服1包,每日2次,连续3日。

预防流行性腮腺炎

板蓝根35克,山慈菇30克,连翘24克,甘草18克,青黛(冲服)3克。水煎成500毫升,分成10份,装入小瓶。儿童酌减。

预防红眼病

板蓝根或大青叶30克,生山栀9克,生甘草6克,水煎服,连服5日;或用板蓝根制成浓度为10%或5%眼药水滴眼,每日4次。

缓解单纯性疱疹性口炎

板蓝根50克,制成60毫升水煎液。一次饮用60毫升,每日3次,儿童酌减。

食疗养生

金银花板蓝根糖浆　清热凉血，解毒

组成：

板蓝根100克，金银花50克，甘草15克，冰糖适量。

做法及用法：

上述材料水煎，过滤取汁，每次10～20克，每日数次。

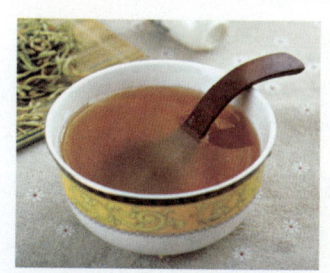

板蓝根茶　清热解毒，预防流感

组成：

板蓝根2克。

做法及用法：

用水煎煮，取其汤汁饮用。每日可服用2次，3天为1个疗程。

功效：

近年来的研究显示，板蓝根内含多种抗病毒物质，常用于外感风热或温病初起、发热头痛、咽痛、流行性腮腺炎、喉痹、大头瘟疫、结膜炎等症。

金银花

疏散风热，散痈消肿

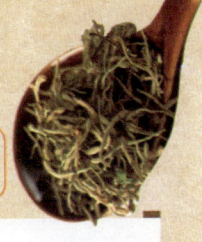

别　　名	忍冬、双花、银花。
性能功效	性寒，味甘。归肺、心、胃、脾经。清热解毒，疏散风热。
用法用量	水煎服，6~15克。

常用配伍

金银花 + 连翘
（清热解毒）（消肿散结）
作用： 两者配伍，相须为用，可加强清热解毒的作用，多用于热病发烧、痈肿疔毒等。

金银花 + 黄芪
（解毒消肿）（补气生肌）
作用： 两者配伍，有解毒消肿、排脓生肌的作用，多用于改善痈肿脓成不溃或溃脓不畅等症。

功效主治

用于温病初起、风热感冒、咽喉肿痛、肺炎、暑热心烦、用于热毒血痢者。

用药禁忌

◎脾胃虚寒或气虚疮疡脓清者忌用。
◎对于温病发热者，用量宜轻；对有热毒肿疹者，用量可稍重。

古今药方

清热利湿

金银花30克,蒲公英100克。温开水浸泡后捣烂,取汁,分早、晚2次服用。适用于湿热下注型老年性阴道炎等症。

改善腮腺炎

金银花、板蓝根各30克。以水煎服,每日1剂,连续3~4天。

食疗养生

金银花绿茶　清热解暑

组成:

绿茶3克,金银花5克,甘草1片。

做法及用法:

将金银花、甘草、绿茶放入茶壶中,冲入85℃热水,浸泡5~10分钟。倒入杯中。代茶频饮。

功效:

绿茶有清热解暑、消食化痰的功效。

连翘

清热解毒，清肺散结

别　　名	黄花条。
性能功效	性寒，味苦。归心、胆、三焦、大肠经。消肿散结，疏散风热。
用法用量	水煎服，6～15克。

常用配伍

连翘 + **板蓝根**
（清热解毒）（凉血利咽）

作用： 两者配伍，相须为用，可加强清热、解毒、凉血的作用，多用于风热感冒、丹毒、痈毒等。

连翘 + **薄荷**
（清热解毒）（清利头目）

作用： 两者配伍，有表散风热、清头利咽的作用，多用于外感风热所致的发热、头昏眩晕、口渴等。

功效主治

◎用于外感风热、瘟病初起等。
◎用于热毒蕴结引起的疮毒痈肿、瘰疬等。
◎用于心烦，咽喉肿痛，斑疹，丹毒等。

用药禁忌

◎脾胃虚寒者忌用。
◎痈疮已溃者慎用。

古今药方

改善风疹

牛蒡子、连翘各9克,荆芥6克。用纱布包,水煎,加入白糖适量,代茶饮,每日1剂。

祛火清热

桑叶、菊花、连翘各9克,黄芩、薄荷各6克,蔓荆子12克。以水煎煮,滤取药汁。每日1剂,分2次服用。

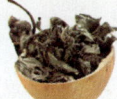

薄荷

食疗养生

和胃汤 益胃消暑

组成:

连翘12克,黄芩10克,败酱草20克,黄连6克,白花蛇舌草、白芍各15克,蒲公英30克。

做法及用法:

将以上七味药以水煎煮,取药汁。每日1剂,分2次服用。

鱼腥草

解毒消炎，利尿通淋

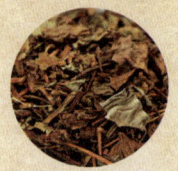

别　　名	蕺菜。
性能功效	性寒，味辛、温，有小毒。归肺经。消痈排脓，利尿通淋。
用法用量	水煎服，15～25克。外用适量，煎汤洗。

常用配伍

鱼腥草（清热解毒） + **桔梗**（止咳排脓）

作用：两者配伍，可加强清热解毒排脓的作用，多用于肺痈、痈肿脓出不畅等。

鱼腥草（消痈排脓） + **蒲公英**（清热解毒）

作用：两者配伍，有清胃肺热毒的作用，多用于痈肿疔疮、淋证小便刺痛等。

功效主治

◎用于湿热淋证、小便淋涩疼痛等。
◎用于肺炎、急慢性支气管炎、肠炎、尿路感染等。

用药禁忌

部分患者服用鱼腥草制剂后引起皮肤瘙痒、红斑、恶心、心悸、大汗等过敏反应甚至过敏性休克。

古今药方

改善十二指肠溃疡

鱼腥草50克,水煎,过滤留汁,代茶饮。每日2次,连服1个月。

缓解腮腺炎

鲜鱼腥草250克,切碎,捣烂取汁,外敷患处,无菌纱布覆盖。每日2次,连续3~4日。

食疗养生

鱼腥草杏桔茶 缓解小儿风热咳嗽

组成:

鱼腥草20克,苦杏仁8克,桔梗9克。

做法及用法:

将以上三味药加水煎汤,去渣取汁。代茶饮用,每日1剂,直至症状好转。

功效:

此茶具有疏风清热、宣肺止咳的功效,适用于小儿风热咳嗽,症见咳嗽不爽,痰黄黏稠等。

野菊花

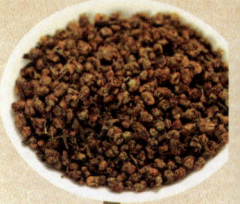

清热,消肿,解毒

别　　名	山菊花、苦薏、甘菊花。
性能功效	性微寒,味甘、苦。归肺、肝经。清热解毒,疏风平肝。
用法用量	水煎服,10~15克。外用适量。

功效主治

用于风热感冒、咽喉肿痛、目赤肿痛、风火头痛、鼻炎、支气管炎及宫颈炎、前列腺炎、肛窦炎等。

用药禁忌

◎野菊花苦泄,不可久服,病愈即止。
◎野菊花煎汤外用还可用于湿疹、湿疮、风疹痒痛等。

古今药方

化疮解毒汤

川黄连、生地黄、防风、桑叶、牡丹皮各12克,白花蛇舌草、黄芩、赤芍、野菊花、芦根各15克,土茯苓18克,升麻10克,白芷9克,当归、大黄各6克。水煎服,每日1剂。

食疗养生

双花豆腐汤　疏散风热，清热解毒

组成：

豆腐1块，金银花、野菊花各30克，盐适量。

做法及用法：

豆腐煲汤，加金银花、野菊花，稍煮，加盐调味即可。

功效：

适用于急性扁桃体炎患者。

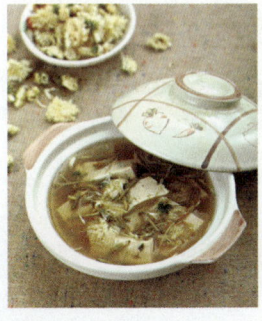

菊花茶　解热毒，祛痰浊

组成：

菊花30克，冰糖适量。

做法及用法：

菊花放入茶杯中，加入适量沸水，加盖闷泡10分钟，加冰糖煮至溶化即可。

功效：

冰糖有生津止渴、润肺止咳的功效，搭配菊花清热解毒效果更佳。

白花蛇舌草

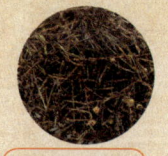

解毒消痈

别　　名	蛇舌草。
性能功效	性寒，味微苦、甘。归心、肝、脾经。清热解毒，利湿通淋。
用法用量	水煎服，15～60克。外用适量。

功效主治

◎用于痈肿疮毒、咽喉肿痛、热淋小便不利等。
◎用于各种癌症。
◎外用于毒蛇咬伤等。

用药禁忌

阴疽及脾胃虚寒者忌用。

古今药方

改善痤疮

白花蛇舌草、生地黄各30克，栀子、白芷、黄柏各10克，黄芩、枇杷叶、桑白皮、当归、赤芍、菊花、知母各15克，牡蛎20克。水煎服，每日1剂。患者小于16岁者，用量减半。

缓解蛇毒伤

白花蛇舌草15克,放入白酒中煮沸,去渣取汁。先吸出毒血后,2/3口服(早、晚分服),另外1/3外敷伤口,3~6剂可治愈。

食疗养生

蛇舌草甲鱼汤　疏肝解郁,抗癌

组成:

甲鱼1只,白花蛇舌草30克,大枣10个,半边莲18克,佛手9克。

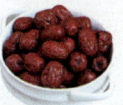

大枣

做法及用法:

上述材料水煎,过滤留汁,食肉喝汤。

蛇舌草肉汤　健脾胃,抗癌

组成:

猪肉片50克,白花蛇舌草、藤梨根各60克。

做法及用法:

将以上材料水煎服。

蒲公英

解毒消痈,利湿通淋

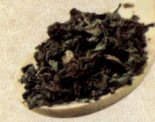

别　　名	黄花苗、蒲公草。
性能功效	性寒,味苦、甘。归肝、胃经。清热解毒,消肿散结。
用法用量	水煎服,9~15克。外用适量。

常用配伍

蒲公英 **+** 瓜蒌

(解毒散气滞)(理气化痰)

作用: 两者配伍,可加强解毒散结的作用,多用于乳痈、痈肿疖疮、疔疮。

蒲公英 **+** 夏枯草

(清热解毒)(疏泄肝火)

作用: 两者配伍,可清肝解毒,多用于瘰疬结核等。

功效主治

◎用于痈肿疔毒等,可辅助治疗乳痈初起、红肿疼痛等。

◎用于湿热黄疸,热淋小便涩痛及用于缓解咽喉肿痛。

用药禁忌

◎可与菊花、夏枯草、黄芩等配伍使用。

◎蒲公英不可过量服用,否则会引起腹泻。

古今药方

改善中耳炎

鲜蒲公英10株,捣糊取汁,将药汁滴入耳道,每日3次。儿童酌减。

改善老年尿道炎

鲜车前草、鲜蒲公英各500克,入温水浸泡10分钟,切段,捣烂,用纱布包裹,绞压取汁,分早、晚2次服用。适用于老年性阴道炎症属湿热下注者。

食疗养生

清火茶 清热下火

组成:

蒲公英、金银花各5克,甘草3克,胖大海6克。

做法及用法:

蒲公英、金银花洗净,沥干备用。将甘草、胖大海研为细末,与蒲公英、金银花一同用沸水冲泡10分钟左右即可。代茶温饮,每日1~2剂。

穿心莲

肺热、肺火皆可用

别　　名	一见喜、苦胆草、榄核莲。
性能功效	性寒，味苦。归心、肺、肾经。清热解毒，凉血消肿，燥湿。
用法用量	水煎服，6～9克。外用适量。

穿心莲具有清热解毒、凉血消肿的功效。在我国很多南方地带多有栽培，于每年的夏、秋两季采收，鲜用或晒干备用。现代医学药理作用认为其可抑菌消炎、增强机体抵抗力、抗肿瘤等。

功效主治

◎用于外感风热、瘟病初起、肺热咳嗽（包括上呼吸道感染、肺炎、支气管炎等）。
◎咽喉肿痛、口舌生疮等。
◎用于湿热泻痢、湿疹瘙痒、热淋小便涩痛等。
◎用于痈肿疮毒、蛇虫咬伤等。
◎用于改善胃肠炎、感冒发热、扁桃体炎等症状。
◎用于改善高血压、胆囊炎、急性菌痢等症状。

用药禁忌

◎穿心莲不可多服久服，易伤人胃气。
◎脾胃虚寒者不宜用。

古今药方

改善慢性宫颈炎

穿心莲100克,益母草50克。水煎成50毫升,加入防腐剂,每次用纱布蘸取10毫升,敷于脐部,每日1次。

改善儿童肺炎

穿心莲、十大功劳各15克,橘皮6克。水煎服。适用于儿童肺炎。

国医聊本草

穿心莲药用部位为穿心莲的地上部分。一般在秋初刚开花时采收、切断、晒干,生用,也可鲜用。目前,临床上多用穿心莲片剂、丸散剂或针剂。研究发现穿心莲中主要含有穿心莲内酯、去氧穿心莲内酯、穿心莲苷等成分。

绿豆

养肝解毒，祛火消暑

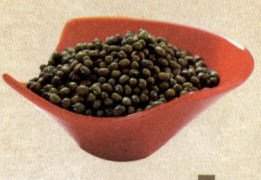

别　　名	青小豆。
性能功效	性寒，味甘。归心、胃经。清热解毒，消暑，利水。
用法用量	水煎服，15~30克。外用适量。

绿豆具有清热解毒、消暑止泻的作用。《日华子本草》记载，绿豆"益气，除热毒风，厚肠胃；作枕明目，治头风头痛"。现代医学研究表明，绿豆中含有丰富的蛋白质，内服可保护胃肠黏膜；绿豆中含有的绿豆蛋白、鞣质和黄酮类化合物可与有机磷农药及汞、砷、铅化合物结合，使之减少或失去毒性。

慧眼识真伪

现在，市场上经常出现将霉变绿豆"乔装打扮"后，冒充上等绿豆出售的情况，消费者在购买时一定要注意分辨，霉变绿豆不但没有任何食用意义，对健康还会造成一定的危害。正常绿豆表面呈清绿色或黄绿色。

购买绿豆时，一是观其色，如是褐色，说明已经变质了；二是观其形，如表面白点多或绿豆中空壳较多，说明该品已经遭到虫子的侵蚀，同样没有食用价值。

功效主治

◎用于痈肿疮毒等。
◎用于暑热烦渴。
◎用于药食中毒（如酒精、巴豆、附子、乌头、砒霜等中毒）。
◎绿豆含有丰富的钙、铁等矿物质及维生素C、B族维生素和胡萝卜素等，可用于清热解毒、明目降压等。
◎用于排毒美肤、抗过敏、消除青春痘。
◎用于改善口舌生疮、胆囊炎等。
◎用于补益肠胃、降血压、降血脂等。

用药禁忌

◎患有肢酸且冰冷乏力、全身怕冷、腰膝冷痛、脾胃虚寒泄泻等寒凉性疾病时忌用绿豆。
◎患有外感风热、痈肿丹毒、暑热烦渴等热性病时，绿豆可以与中药同服。
◎老人、儿童及体质虚寒者不宜多食，否则易引起消化不良、腹泻；脾胃虚寒、肠滑泄泻者忌用。

古今药方

清热止痛

绿豆（研末）50克，滑石粉30克，装瓶备用，涂于患处，对痱子有较好的疗效。

改善湿疹

绿豆粉(炒黑)50克,加蜂蜜12克、薄荷3克,捣烂,醋调,外敷患处,用消毒纱布覆盖,如患处分泌物较多,应用生理盐水清洗干净后再敷药。

改善烧烫伤

绿豆粉(炒黑)120克,黄柏(研末)30克,蜂蜜适量。用火熬至膏状,加入甘油5毫升,调匀,外敷患处,每日数次。

食疗养生

绿豆决明汤　清热泻火,解毒明目

组成:

绿豆50克,决明子9克,红糖适量。

做法及用法:

绿豆、决明子同煮至绿豆熟烂,调入红糖。

功效:

适用于肝火上炎、目赤肿痛、畏光多泪、心胸烦热、消渴水肿、小便不利等。

绿豆胡萝卜粥 清热泻火，解毒明目

组成：

绿豆150克，胡萝卜100克，大米50克，冰糖适量。

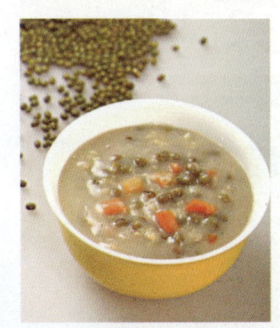

做法及用法：

把绿豆放入小盆内，去掉杂质，倒入适量温水，浸泡至涨，捞出，沥干。胡萝卜去根、外皮，用清水洗净，切成小粒。净锅中加入适量清水、绿豆、大米，大火煮沸后，转小火约煮1小时，撇去浮沫，加入胡萝卜粒，继续用小火煮10分钟，最后加入冰糖调味即可。

绿豆清肝茶 润肺养肝

组成：

绿豆20克，蒲公英10克。

做法及用法：

将以上药材放入砂锅中，加适量水煎沸，滤渣取汁。

清热燥湿药

黄连

清热燥湿，泻火解毒

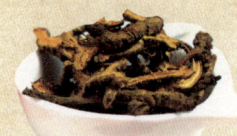

别　　名	川连、姜连、尾连。
性能功效	性寒，味苦。归心、肺、胆、胃、大肠经。清热燥湿，泻火解毒。
用法用量	水煎服，2~5克。外用适量。

常用配伍

黄连 + **生地黄**
（泻火解毒）（除湿止痛）
作用： 两者配伍，有清热降火、凉血解毒的作用，多用于实热消渴、热势不减、夜睡不安等。

黄连 + **肉桂**
（清心火）（和心血）
作用： 两者配伍，有养心安神的作用，多用于心肾不交所致的失眠。

功效主治

◎用于湿热痞满、呕吐吞酸等。
◎用于缓解高热神昏、心烦失眠等。
◎用于痈肿疔疮、目赤牙痛等。
◎用于湿疹、耳道流脓等。

用药禁忌

本品大苦寒，过服久服易伤脾胃。

黄柏

清热燥湿,泻火解毒

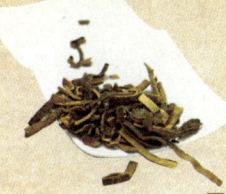

别　　名	元柏、檗木黄檗、檗皮。
性能功效	性寒,味苦。归肾、膀胱经。清热燥湿,泻火,除骨蒸。
用法用量	水煎服,3~12克。外用适量。

慧眼识真伪

黄柏有川黄柏和关黄柏,川黄柏形状呈平板状,表面呈黄褐色或黄棕色,内面暗黄或淡棕色,体积较轻、质较坚硬,断面呈鲜黄色,味极苦,嚼之有黏性,以皮厚、断面色黄者为佳。关黄柏树皮呈板片状,略弯曲,长宽不一,表面呈灰黄色或淡黄棕色,体积较轻、质较坚硬,气微,味极苦,嚼之有黏性。

功效主治

◎用于细菌性痢疾、肺炎、肺结核、湿热脚气等。
◎用于湿疹引起的瘙痒、疮疡肿痛等。
◎用于阴虚火旺、潮热盗汗、遗精、腰酸等。

用药禁忌

本品苦寒伤胃,脾胃虚寒者忌用。

清热泻火药
决明子

清肝脏热，明目润肠

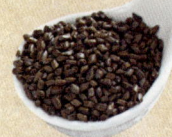

别　　名	草决明、还瞳子。
性能功效	性微寒，味苦、咸、甘。归肝、肾经。清热明目，润肠通便。
用法用量	水煎服，9～15克。

常用配伍

决明子 + **菊花**
（清肝益肾）（平肝散热）

作用： 两者配伍，可加强益肝肾、清火散热的作用，多用于肝火或风热所致的目赤肿痛等。

决明子 + **柴胡**
（清肝散热）（疏肝解郁）

作用： 两者配伍，有清肝疏肝的作用，多用于改善肝火旺盛所致的头痛眩晕、目赤昏花等症。

功效主治

◎用于头痛眩晕、目赤昏花、大便秘结等。
◎用于目赤肿痛、畏光多泪、目暗不明等。

用药禁忌

　　长期服用可能会引起肠道病变或导致难治性便秘，应高度注意。

古今药方

消障汤

土白术、当归、茺蔚子、香附、枸杞子、车前子各10克，柴胡6克，青葙子12克，石决明、杭白芍、决明子、夏枯草、生地黄各15克，甘草3克。将以上中药材一起加水煎服。此汤能缓解白内障。

食疗养生

杞菊决明子茶　防治便秘清肝明目

组成：

决明子100克，菊花、枸杞子、冰糖各适量。

做法及用法：

将决明子洗净后用小火炒至微黄，待冷却后储存于密封罐中。每次取一小茶匙决明子，与菊花、枸杞子一同用热水冲泡，依个人口味添加适量冰糖即可。代茶饮用，也可将泡好的茶水冷藏于冰箱内，喝时拿出温热即可。

功效：

此茶具有清肝明目、润肠通便、祛火等功效，适用于目赤肿痛、便秘等患者。

夏枯草

清肝明目，散结消肿

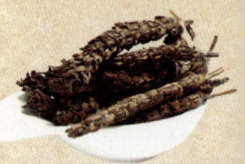

别　　名	夕句、燕面铁色草、棒柱头花。
性能功效	性寒，味苦、辛。归肝、胆经。清热泻火，明目，散结消肿。
用法用量	水煎服，9～30克。

常用配伍

夏枯草 + **香附**
（清火散结）（疏肝解郁）
作用： 两者配伍，可加强清火散结的作用，多用于肝虚目痛、瘰疬等。

夏枯草 + **玄参**
（清泻肝火）（降火润燥）
作用： 两者配伍，有散结、滋阴降火的作用，多用于肝火郁结所致的瘰疬结核。

功效主治

◎用于目赤昏花、目珠夜痛、乳痈肿痛等。
◎民间用它来泡茶，作清凉解暑剂。
◎用于清火散结、明目养肝等。

用药禁忌

◎脾胃虚弱者慎服。
◎慢性胃肠道疾病患者最好配伍其他中药服用。

古今药方

消结饮

黄芪、夏枯草各25克,白芍、香附各12克,生地黄15克,何首乌20克。水煎服,每日1剂。

食疗养生

夏枯草枸杞茶 缓解眼部疲劳

组成:

决明子30克,夏枯草、枸杞子各10克,绿茶适量。

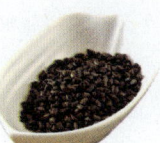

决明子

做法及用法:

将夏枯草、枸杞子、决明子一起用水过滤,放入锅内,加入500毫升的水煎煮20分钟左右,滤渣取汁。将过滤后的药汁趁热冲泡绿茶,3~5分钟后即可饮用。代茶温饮,每日1剂。

功效:

夏枯草有清肝明目的功效,能缓解内热引起的眼睛肿痛;决明子有祛风热、明目的功效。此茶饮不仅能缓解眼部疲劳,还能美容养颜。

清热凉血药

玄参

滋阴降火，凉血解毒

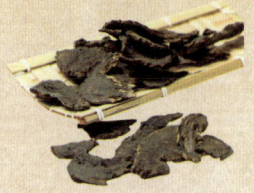

别名	黑参、元参。
性能功效	性微寒，味苦、咸。归肺、肝经。清热凉血，解毒滋阴。
用法用量	水煎服，10～15克。

常用配伍

玄参 + 牡丹皮
（泻火解毒）（化斑祛瘀）
作用： 两者配伍，有清热解毒的作用，多用于丹毒、斑疹等。

玄参 + 黄芩
（清热解毒）（清肺火）
作用： 两者配伍，可加强清热解毒的作用，多用于咽喉肿痛、热病高烧烦躁等。

功效主治

◎用于温热病热入营分伤阴引起的身热夜甚、心烦口渴、发斑神昏等。
◎用于目赤、咽痛、瘰疬、痈肿疮毒等。

用药禁忌

◎脾胃虚寒、食欲不振、大便稀薄者忌用。
◎血虚腹痛及虚寒者忌用。

古今药方

改善老年虚性便秘

全瓜蒌、玄参、山药各20克,丹皮15克,熟地黄、山萸肉、茯苓、泽泻、当归、枳实、升麻各10克。水煎服,每日1剂,1个月为1个疗程。

改善复发性口疮

玄参、海蛤壳、生牡蛎、生龙骨各30克,浙贝母20克,杏仁、连翘、焦山栀、黄芩各10克。水煎服,每日1剂。适用于复发性口疮等。

食疗养生

玄参猪肝汤　滋补肝肾,明目健脑

组成:

玄参15克,猪肝500克,葱段、姜片各适量,酱油、白糖、料酒各少许。

做法及用法:

猪肝与玄参同煮,取出切片。油锅烧热,爆香葱段、姜片,入猪肝片及调料煸炒,加入猪肝汤。

赤芍

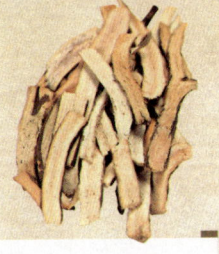

凉血逐瘀，消热止痛

别　　名	赤芍药、红芍药。
性能功效	性微寒，味苦。归肝、肺、脾经。清热凉血，散瘀止痛。
用法用量	水煎服，6～12克。

常用配伍

赤芍 + 川芎
（散瘀止痛）（行气散血）
作用： 两者配伍，可加强活血化瘀、止痛的作用，多用于女性血瘀癥瘕、经闭腹痛或外伤瘀血疼痛、痛疽等。

赤芍 + 薄荷
（活血凉血）（散热清目）
作用： 两者配伍，有凉血散热的作用，多用于目赤肿痛、头痛等。

功效主治

◎用于温热病热入血分、身热发斑及吐血衄血、肝热引起的目赤肿痛、胁痛等。
◎用于血滞经闭、痛经、腹痛、跌打损伤等。
◎用于痈肿疮疡或内痈初起。

用药禁忌

血虚无瘀、虚寒、痈疽已溃者不宜用。

古今药方

改善良性甲状腺结节

白花蛇舌草30克,赤芍15克,桔梗6克。水煎,过滤留汁,加入红糖适量,稍煮。

改善急性肝炎

赤芍60克,丹参30克,大黄10克。水煎服。适用于消肿止痛、消热凉血及治疗急性肝炎。

食疗养生

降逆顺气汤　疏肝理气,淡化色斑

组成:

赤芍、当归、白芍各12克,桃仁、枳壳、木香、苏子、郁金、炮姜各9克,红花、灵磁石、川厚朴、牛膝、炒麦芽各15克,丹参18克,生赭石末30克。

做法及用法:

将以上中药材一起用水煎服。每日早、晚各服用1次。

水牛角

清热镇惊，凉血

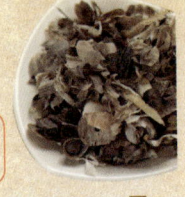

别　　名	牛角、牛角粉、牛角尖。
性能功效	性寒，味苦。归心、肝、脾、胃经。清热凉血，解毒，定惊。
用法用量	锉碎煎服15～30克。宜先煎3小时。

慧眼识真伪

中药水牛角的外形弯曲，根部略呈三角形，中空，颜色黑褐，质地坚硬，剖面纹细而不显，味淡，气味腥。纵断面有细长梭形纹理或出现纵长裂缝，上面有微细灰棕色色素颗粒。横断面呈梭形，其纹理平行排列，呈弧状弯曲，有众多黄棕色色素颗粒。

功效主治

◎用于温热病引起的高热、吐血、发斑、发疹等。
◎用于热病引起的神昏谵语、惊风、癫狂等。
◎用于热头痛、喉头红肿、小儿惊风及吐血等。
◎用于辅助治疗麻痘斑疹、小便色红等。

用药禁忌

脾胃虚寒者慎服；水牛角不可与草乌类药物同用。

古今药方

改善雀斑

水牛角60克,升麻、羌活、防风、生地黄各30克,白附子、白芷、川芎、红花、黄芩各15克,生甘草6克。共研末,蒸熟,制小丸,每晚服10克,温水送服。需注意,白附子有毒,服用此方前要先咨询医生。

改善过敏性紫癜

水牛角片30克,水煎,代茶饮,每日1剂。适用于小儿过敏性紫癜。

食疗养生

赤芍牛角茯苓剂　清热凉血,解毒消风

组成:

水牛角粉30克,丹皮、赤芍、生地榆、知母、蝉蜕各15克,茜草、丹参、土茯苓、白花蛇舌草各20克,黄柏、全蝎、秦艽、苦参各10克。

做法及用法:

上述材料水煎,过滤留汁,分3次服用。

生地黄

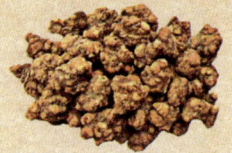

滋阴凉血,清热补血

别　　名	干地黄。
性能功效	性寒,味甘、苦。归心、肝、肾经。清热凉血,养阴生津。
用法用量	水煎服,10～15克。

常用配伍

生地黄(凉血清热) + **阿胶**(养血润燥)

作用: 两者配伍,有养血、止血、清热的作用,多用于虚热咯血、衄血、崩漏、吐血、温热病耗伤营血等。

生地黄(滋阴止血) + **熟地黄**(益精养血)

作用: 两者配伍,有滋肾阴、养精血的作用,多用于阴虚血亏所致的热证。

功效主治

◎生地黄养阴、清虚热作用较强,适用于热病后期伤阴引起的舌红口干、烦渴多饮、阴虚内热、骨蒸劳热等。
◎用于血热引起的湿疹、荨麻疹等。

用药禁忌

脾虚泄泻、胃寒食少、胸膈有痰者慎服。

古今药方

改善慢性咽喉炎

生地黄、玉竹各60克,桂枝6克。水煎服。

改善耳鸣

生地黄一截煨熟塞耳中,每日换几次。耳鸣患者可以此作为药方食用。

食疗养生

鸭梨地黄茶　清热生津

组成:

鸭梨1个,生地黄5克,绿茶3克。

做法及用法:

将鲜鸭梨洗净,削皮,切块备用。鸭梨块、生地黄放入盛有适量水的砂锅中,用水煎煮10分钟左右。绿茶放入杯中,用煮好的汁液冲泡。每日1~2剂,代茶温饮。

功效:

鸭梨具有化痰止咳、清热镇静、降低血压、增进食欲的作用。

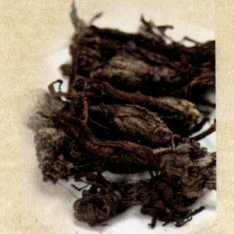

紫草

凉血活血，解毒透疹

别　　名	紫丹、紫草茸、山紫草。
性能功效	性寒，味甘、咸。归肝、肾、心包经。清热凉血，活血，解毒透疹。
用法用量	水煎服，5～10克。

常用配伍

紫草 + 连翘
（消斑透疹）（解毒透疹）

作用： 两者配伍，有清血解毒、散风热、透疹消斑的作用，多用于热病疹出不透或斑疹色暗、尿短、便秘等。

紫草 + 瓜蒌仁
（凉血解毒）（清火消肿）

作用： 两者配伍，有凉血解毒去疮的作用，多用于改善热毒内盛所致的痈疮便秘等症。

功效主治

◎用于因血分热毒壅盛引起的斑疹紫黑、麻疹不透等。
◎用于疮疡、湿疹、烫伤、慢性溃疡等。
◎用于抗菌消炎，对于金黄色葡萄球菌、大肠埃希菌均能起到抑制作用。

用药禁忌

脾虚大便稀薄或腹泻者忌用。

古今药方

改善黄褐斑

紫草15克,茜草、白芷各5克,赤芍、苏木、红花、厚朴、丝瓜络、木通各9克。以上材料水煎20分钟,外洗或湿敷。适用于中毒性黑皮病及面部继发性色素沉着等。

食疗养生

西红柿紫草汤 清热凉血

组成:

西红柿80克,鸡蛋(打散)2个,紫草30克,羊肉50克,香菜末、水淀粉少许,盐、味精、胡椒粉、香油各适量。

做法及用法:

将紫草水煎30分钟,去渣留汁,备用;将西红柿洗净,开水锅内汆烫一下,剥去外皮,切块;羊肉洗净,切片。油锅烧热,倒入羊肉片翻炒片刻,将紫草汁倒入,沸后再将盐、鸡蛋液倒入,煮沸2~3分钟后,将西红柿块放入,下味精、胡椒粉、香菜末,并用水淀粉勾芡,滴几滴香油即可。

牡丹皮

清热凉血，活血散瘀

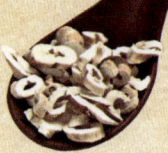

别　　名	丹皮、牡丹根皮。
性能功效	性微寒，味苦、辛。归心、肝、肾经。清热凉血，活血祛瘀。
用法用量	水煎服，6～12克。

常用配伍

牡丹皮 + **菊花**
（清热凉血）（平肝明目）
作用： 两者配伍，有清热凉血平肝火的作用，多用于肝火目赤、头晕等症，与山栀子同用，效果更好。

牡丹皮 + **金银花**
（活血化瘀）（清热解毒）
作用： 两者配伍，可加强清热解毒散结的作用，多用于疮痈痈肿。

功效主治

◎用于温热病后期伤阴引起的身体夜热早凉、热退无汗等。
◎用于痈肿疮毒、肠痈初起腹痛、跌打损伤等。

用药禁忌

◎血虚有寒者慎服。
◎孕妇或月经过多者慎服。

第五章 理血类养生中药

凉血止血药

大蓟

适用于多种出血证

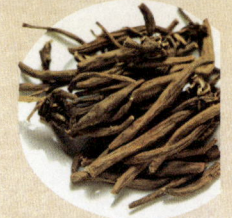

别　　名	虎蓟、马蓟刺蓟、山牛蒡。
性能功效	性凉，味甘、苦。归肝、脾、肾经。凉血止血，散瘀解毒消痈。
用法用量	水煎服，10～15克。

常用配伍

大蓟（消肿化瘀） + **小蓟**（活血化瘀）

作用：两者配伍，相须为用，有凉血止血的作用，多用于各种血热出血及血热有瘀的疾患。

大蓟（消肿化瘀） + **侧柏叶**（清热凉血）

作用：两者配伍，可加强清热凉血、止血的作用，多用于心肺虚劳损伤所致的吐血、咯血等症。

功效主治

◎用于血热引起的吐血、咯血、崩漏等。
◎用于湿热黄疸。

用药禁忌

◎脾胃虚寒者慎用。
◎大蓟具有散瘀的功效，无瘀滞者慎用。
◎孕妇慎用。

古今药方

改善急性扁桃腺炎

鲜大蓟根、鲜土牛膝、鲜酢浆草各60克,随证加减。水煎服。适用于急性扁桃腺炎等。

改善鼻炎、鼻窦炎

鲜大蓟根60克,鲜芙蓉花叶6克,路路通24克,鸡蛋2个。水煮,待鸡蛋熟后去壳,稍煮,分早、晚2次服用,喝汤食蛋,每日1剂。适用于鼻炎以及鼻窦炎。

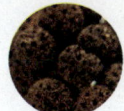

路路通

食疗养生

大蓟速溶饮 凉血止血

组成:

鲜大蓟250克,红糖适量。

做法及用法:

鲜大蓟切碎,水煎1小时,过滤留汁后小火浓缩,放温,加入适量红糖。温服,每日3次。

槐花

凉血止血，清肝泻火

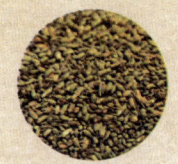

别　　名	槐米、槐蕊。
性能功效	性凉，味苦。归肝、大肠经。凉血止血，清肝泻火。
用法用量	水煎服，10～15克。

常用配伍

槐花 + 荆芥
（凉血止血）（祛风止血）
作用： 两者配伍，有疏风利气、宽肠止血的作用，多用于肠风下血、痔血等。

槐花 + 侧柏叶
（凉血止血）（敛血凉血）
作用： 两者配伍，相须为用，可加强凉血止血的作用，多用于改善各种出血症状，如吐血、鼻出血、尿血、崩漏、便血等。

功效主治

◎用于血热妄行引起的各种出血证，尤其适用于下消化道出血，如便血、痔疮出血。
◎用于肝火上炎引起的头痛、目赤、眩晕等。

用药禁忌

脾胃虚寒及孕妇者慎用。

古今药方

改善便血症状

地榆炭15克,槐花炭、茜草炭各12克,赤小豆30克,防风炭、大黄炭、黄柏各9克。水煎服。适用于便血兼有湿热者。

缓解便秘

将40克槐花洗净,放入800毫升水中小火煎煮至600毫升,凉微凉用药棉蘸洗肛门,每日2~3次。能有效缓解便秘症状。

食疗养生

清蒸鱼 清热利湿

组成:

鲫鱼或鲤鱼1条,葱、姜片、盐、料酒、蒜、水适量,槐花15克。

做法及用法:

鱼入蒸锅蒸20分钟,入槐花稍蒸,调味即可。

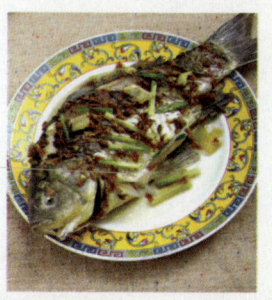

地榆

凉血止血，解毒敛疮

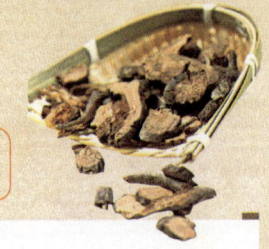

别　　名	血箭草。
性能功效	性微寒，味苦、酸。归肝、肾、胃、大肠经。凉血止血，解毒敛疮。
用法用量	水煎服，10～15克。外用适量。

常用配伍

地榆 + 甘草
（清热凉血）（解毒泻火）
作用： 两者配伍，相使为用，可加强其清热凉血止血的作用，多用于便血、下焦出血症。

地榆 + 乌梅
（清热凉血）（涩肠止泻）
作用： 两者配伍，有凉血涩肠的作用，多用于血痢、便血、痔疮等症。

功效主治

用于多种热性出血证，如便血、血痢、尿血、痔疮出血或女性崩漏等。

用药禁忌

◎虚寒性便血、下痢、崩漏或出血有瘀者慎用。
◎大面积烧伤，不宜大量使用地榆外涂，以防鞣质大量吸收，引发中毒性肝炎。

古今药方

改善血痢

地榆60克,甘草15克。水煎,分早、中、晚3次服用。血痢患者服用此剂能有效缓解不适,减轻症状。

改善急性肾炎

车前子、白花蛇舌草各30克,琥珀、木通、黄柏、石榴皮各9克,地榆、白茅根、石苇、瞿麦、金银花、地肤子各15克,甘草5克。水煎服。适用于急性肾炎造成的各种不适之症。

食疗养生

地榆槐花蜜饮 清热凉血,抗癌止血

组成:
地榆60克,槐花30克,蜂蜜适量。

做法及用法:
水煎所有药材,过滤留汁。根据个人口味加入适量蜂蜜调味即可。

白茅根

血热妄行之良药

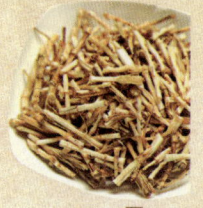

别名	茅根、兰根。
性能功效	性寒,味甘。归心、肺、胃经。凉血止血,清热利尿,清肺胃热。
用法用量	水煎服,15~30克,鲜品加倍。

功效主治

◎用于血热妄行引起的咯血、吐血、尿血等症。
◎用于胃热呕吐、肺热咳嗽、湿热黄疸等。

用药禁忌

脾胃虚寒者慎用及虚寒性吐血、呕吐者等。

食疗养生

三根清肺茶　清肺润燥

组成:

白茅根碎、丝瓜根碎、芦根碎各60克。

做法及用法:

将以上材料入茶壶中冲入600毫升沸水,加盖闷泡20分钟左右。滤渣取汁饮用。

侧柏叶

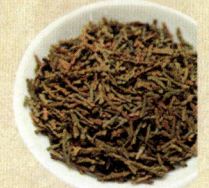

止流血，清肺热

别　　名	香柏、片柏。
性能功效	性微寒，味苦、涩。归肺、肝、大肠经。凉血止血，化痰止咳。
用法用量	水煎服，10～15克。外用适量。

常用配伍

侧柏叶 + 沉香
（清热止咳）（纳气平喘）

作用： 两者配伍，有止咳平喘的作用，多用于喘咳兼热者、支气管哮喘者。

侧柏叶 + 生地黄
（清热凉血）（泄热凉血）

作用： 两者配伍，可加强清热凉血的作用，多用于血热妄行所致的吐血、衄血等。

功效主治

◎用于各种出血证，如吐血、鼻出血、尿血、血痢、崩漏等，尤宜于血热出血。
◎用于改善肺热咳喘症状。

用药禁忌

◎虚寒者不宜单独使用。
◎出血而兼有瘀血者慎用，易导致瘀血积滞不散。

化瘀止血药

三七

散瘀止血，消肿定痛

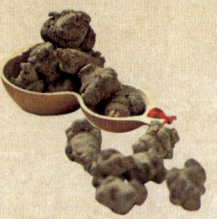

别　　名	田七。
性能功效	性微温，味甘、苦。归肝、胃经。化瘀止血，活血定痛。
用法用量	研末吞服1～1.5克；水煎服，3～10克。

常用配伍

三七 + 白及
（散瘀止血）（消肿生肌）
作用： 两者配伍，相须为用，可加强止血化瘀的作用，多用于便血、吐血、咯血等各种出血症。

三七 + 大黄
（活血止血）（活血化瘀）
作用： 两者配伍，有活血化瘀、消肿止痛的作用，多用于外伤肿痛。

功效主治

◎用于多种出血证，有瘀血者尤宜。
◎用于胸腹刺痛、跌打损伤、瘀滞疼痛等。
◎用于冠心病、心绞痛、脑出血后遗症等。

用药禁忌

◎气血亏虚所致的痛经、月经失调者慎用。
◎孕妇慎用。

白及

补肺止血,消肿生肌

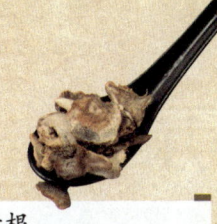

别名	白鸡娃、连及草、甘根。
性能功效	性微寒,味苦、涩。归肺经。用于止血化瘀,补肺消肿。
用法用量	煎汤或入丸、散。3～9克。

常用配伍

白及（化瘀止血） + 枇杷叶（清肺化痰）

作用：两者配伍,可加强消痰止咳、化瘀止血的作用,多用于缓解肺有虚热、瘀血咯血症状。

白及（消瘀止血） + 贝母（润肺除燥）

作用：两者配伍,有止咳润肺、化痰止血的作用,多用于肺痨咳吐脓血等。

功效主治

用于肺伤咯血、衄血、金疮出血、溃疡疼痛、痈疽肿毒、手足皲裂等症。

用药禁忌

◎外感咯血、肺痈初起及肺胃有实热者忌服。
◎不宜与乌头类药材同用。

活血止痛药

川芎

血中气药、气血病之圣药

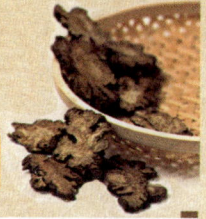

别　　名	西川芎、大川芎。
性能功效	性温，味辛。归肝、胆、心包经。活血行气，祛风止痛。
用法用量	水煎服，3～9克。

川芎既能活血，又能行气，故为血中气药、气血病之圣药。川芎升散，善疏通，能上行头目，外达皮肤，又可祛风止痛，故为治疗头痛、风湿痹痛之要药。《本草汇言》中记载，川芎"上行头目，下调经水，中开郁结，血中气药"。

常用配伍

川芎（行气止痛）＋**当归**（补血活血）

作用： 两者配伍，可加强补血、养血、止痛的作用，多用于改善月经不调、产后瘀血腹痛、风湿痹痛等症。

川芎（祛风止痛）＋**防风**（散寒止痛）

作用： 两者配伍，有活血行气、散寒止痛的作用，多用于改善身体痛、风寒头痛、风湿疼痛等症。

慧眼识真伪

川芎与茶芎常易发生混淆。川芎,呈卵圆形结节状团块,表面黄褐色,有多数瘤状突起的轮节,分散排列,顶端有凹陷的类圆形茎痕,嚼之稍有麻舌感,微回甜。茶芎(抚芎)为伞形科植物,药用部分为茶芎的干燥根茎,呈扁圆形结节状团块,表面棕褐色,有乳头状突起的轮节,略排成1行,顶端有微突起的茎痕及数层同心性轮环,嚼之有麻舌感。

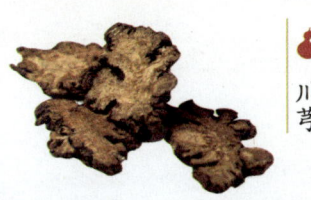

川芎

功效主治

◎用于血瘀气滞引起的各种疼痛。
◎用于女性月经不调、痛经、闭经、产后瘀滞腹痛等。
◎用于风寒、风热、风湿、血虚、血瘀等引起的头痛。

用药禁忌

◎川芎性味偏于温窜,故阴虚火旺、月经过多、有出血性疾病者及孕妇须谨慎服用。
◎川芎不可单用,必须与补气、补血药配伍使用。川芎也不可长期服用。
◎有毒性。实验显示,川芎甲醇提取物每日给大鼠灌胃,连续21日,可见竖毛、流涎等表现。

古今药方

活血祛瘀,祛风止痛

川芎6克,红花3克,茶叶适量,水煎取汁,代茶饮;或天麻6克,川芎5克,酸枣仁10克,研末,沸水浸泡10分钟,代茶饮。均适用于头痛,前者善于祛瘀,后者善于祛风。

消炎止泻

川芎、人参、白茯苓、当归、白术、白芍、桂枝各6克,粟米60克。水煎服,代茶饮。适用于慢性肠炎。

食疗养生

川芎茶 活血益气,散瘀止痛

组成:

川芎、茶叶各3克。

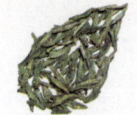

茶叶

做法及用法:

川芎、茶叶加适量水煎煮,去渣留汁即可。饭后饮用即可。

川芎橘核酒 行气开郁,祛风燥湿

组成:

橘核36克,川芎、当归、桑寄生、杜仲、牛膝各30克,茯苓、防风、地黄、白芍各24克,甘草20克,细辛6克,白酒1000毫升。

做法及用法:

将白酒以外材料浸入白酒中,60日后饮用。

功效:

适用于腰酸背痛、老年慢性骨关节炎、关节肥大、关节变形等。

川芎当归粥 活血行气,祛风止痛

组成:

川芎9克,茯苓、当归各15克,薏苡仁60克,蜂蜜、粳米各适量。

当归

做法及用法:

将川芎、茯苓、当归水煎,过滤留汁,加入薏苡仁、粳米适量,用小火煮粥,粥熟后,加入蜂蜜调味。

功效:

此粥适用于脑癌患者。

郁金

行气化瘀，凉血止痛

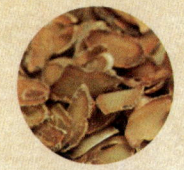

别　　名	玉金。
性能功效	性寒，味辛、苦。归心、肺、肝经。活血止痛，行气解郁，清心凉血。
用法用量	水煎服，5～12克；研末服，2～5克。

常用配伍

郁金（凉血止痛）＋ **丹参**（行血除烦）

作用： 两者配伍，可加强祛瘀止痛的作用，多用于血热有瘀所致的心胸痹痛等症。

郁金（活血凉血）＋ **茵陈**（清利湿热）

作用： 两者配伍，可清热凉血、利湿退黄，用于黄疸胁痛、胸胁痞满。

功效主治

◎用于气滞血瘀引起的胸痛、痛经、经闭等。
◎用于热病神昏、癫痫发狂等。
◎用于肝胆湿热引起的黄疸、尿赤等。
◎用于气火上逆引起的吐血等。

用药禁忌

郁金不可与丁香同用。

古今药方

改善甲状腺功能亢进

郁金60克,丹参、海藻各100克。水煎,过滤留汁,加入红糖适量,分为早、晚2次服用。适用于甲状腺功能亢进。

改善自汗

郁金10克,五倍子3克。两者研末,用蜂蜜调成药饼2块,贴于乳头上,覆盖纱布,用胶布固定,每日换药1次。

食疗养生

郁金甘草绿茶　疏肝解郁,理气行滞

组成:

郁金(醋制)10克,炙甘草5克,绿茶3克。

做法及用法:

将郁金、甘草均洗净,放入砂锅中,加入适量清水,用中火煮沸,再改用小火煎煮10~15分钟,然后放入绿茶,继续煮5分钟。每日1剂,可随时服用。

活血调经药

红花

活血通经，化瘀止痛

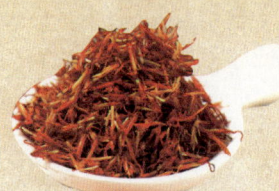

别　　名	杜红花、金红花。
性能功效	性温，味辛。归心、肝经。活血通经，祛瘀止痛。
用法用量	水煎服，3~10克。外用适量。

　　在临床上，红花应用非常广泛，具有较好的活血祛瘀之功效，兼有通经之作用，被各科视为活血之要药。现代研究还发现红花中亚油酸的含量是所有已知植物中最高的，故也将红花称为"亚油酸之王"。

常用配伍

红花 + **川芎**

（祛瘀止痛）（活血行气）

作用：两者配伍，可加强活血化瘀的作用，多用于改善血滞脉络所致的周身疼痛等症。

红花 + **桃仁**

（通经止痛）（活血化瘀）

作用：两者配伍，相须为用，有活血化瘀止痛的作用，多用于改善妇女经闭、血瘀腹痛或血瘀肿痛等症。

慧眼识真伪

西红花,属于贵药材,与红花作用相似,但疗效更强,因此市场上常出现将红花掺入西红花中出售的现象。红花呈管状,花冠红黄色或红色,花冠筒部细长,先端5裂,裂片呈线形,聚合成筒状,柱头微露出花药筒外,呈长圆柱形,顶端微分叉,花浸水中,水呈金黄色。西红花完整的柱头呈线形,顶端较宽大,向下渐细呈尾状,顶端边缘有不整齐的齿状,下端为残留的黄色花柱,紫红色或暗红棕色,微有光泽,干燥后质脆易断,将柱头投入水中则膨胀,水被染成黄色,微有刺激气味。

功效主治

◎用于闭经、痛经、产后胎盘残留子宫腹痛、产后恶露不行、死胎等。
◎用于瘀、跌打损伤引起的血瘀肿痛等。
◎红花与川芎、丹参等搭配可以活血散瘀,用于缓解冠心病症状。
◎用红花泡椒可起到防治静脉曲张、促进血液循环的效果。

用药禁忌

◎孕妇慎用,易动胎气。
◎有报道显示,部分患者服用红花会出现鼻出血、共济失调、月经延长或提前、嗜睡、委靡不振、口干、排粉红色尿液或过敏等不良反应。

古今药方

改善慢性肝炎

红花8克、杏仁、菊花各6克,先用大火煮沸,再改用小火煮10分钟,再加入白糖适量即可。

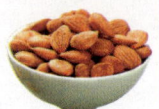
杏仁

缓解冻疮

桂枝、红花、党参、当归、干姜、丹参、陈皮、桃仁各9克,黄芪15克。水煎服。适用于冻疮。

改善高脂血症

红花、绿茶各5克。二者沸水冲泡,代茶饮。适用于高脂血症。

调经止痛

当归30克,红花、丹参、月季花各15克。上述材料研末,用纱布包,浸入1500毫升米酒中,7日后即可。

食疗养生

参苓红花茶 益气补血，活血化瘀

组成：

党参、茯苓、红花各6克。

做法及用法：

将以上材料砂锅中加水煮20分钟，去渣留汁。

红花生地黄茶 补血养胃

组成：

红花1克，花生衣6克，生地黄25克，大枣（去核）3个。

做法及用法：

将除红花外材料加水煎煮，煮沸后续煮15分钟，加入红花稍泡。代茶饮，每日3次。

红花紫菜汤 行气活血，化痰软坚

组成：

红花、紫菜各9克，橘皮45克。

做法及用法：

将加水煮15分钟，调味服用。

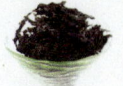
紫菜

王不留行

活血、通经、催乳之良药

别　　名	留行子、麦蓝菜。
性能功效	性平，味苦。归肝、脾、胃经。活血通经，下乳消痈，利尿通淋。
用法用量	水煎服，5~10克。外用适量。

常用配伍

王不留行 + **黄芪**
（通乳）（益气生血）

作用： 两者配伍，可加强益气生血、下乳的作用，多用于气虚、乳汁不下。

王不留行 + **续断**
（行血消肿）（疗伤止痛）

作用： 两者配伍，有消肿止痛的作用，多用于跌打肿痛、冻伤。另加当归、红花效果更好。

功效主治

◎用于血瘀引起的痛经、闭经等。
◎用于女性产后乳汁不通、乳痈肿痛等。
◎用于热淋、血淋、石淋等。

用药禁忌

孕妇及月经过多者忌用。

古今药方

缓解过敏性鼻炎

取耳穴内鼻、外鼻、肾、肾上腺、肺、额，每次每侧耳取3穴，双耳取穴不同，6个穴位交替，将预贴有王不留行的胶布贴于所选穴位上，每日按压3~4次，每次每穴按压2~3分钟，以产生酸、胀、痛、麻、热等感觉为度，持续保留3~5日，5~10次为1个疗程，疗程间隔5日。

改善黄褐斑

取耳穴肝、肾、肺、内分泌、皮质下、交感、神门、面颊，方法同上。

食疗养生

豆腐通乳汤　补身通乳

组成：

豆腐片500克，王不留行（炒）30克，盐适量。

做法及用法：

将盐以外材料煮汤，最后加盐调味即可。

益母草

为女人而生的草

别　　名	坤草。
性能功效	性微寒，味辛、微苦。归肝、心包经。活血调经，利水消肿，清热解毒。
用法用量	水煎服，10～30克。

益母草是妇科圣药，具有活血调经的作用，可用于治疗月经不调、痛经、闭经、产后胎衣不下、恶露不尽等妇科疾病。《本草衍义》中记载，益母草可"治产前产后诸疾，行血养血"。《本草纲目》又指出，益母草能"活血，破血，调经"。现代研究显示益母草还具有平肝降压、明目、利尿等作用，可以治疗慢性肾炎、结膜炎、夜盲症等疾病。

慧眼识真伪

中药益母草是以植物益母草的地上部分入药，其种子入药名为茺蔚子。两者虽同出一物，但功效不尽相同。益母草与茺蔚子均具有活血化瘀的功效，但益母草活血调经力优，为妇产科要药，故名"益母"之名。益母草兼能利水消肿、清热解毒，用于水肿、小便不利及疮痈肿毒等。茺蔚子偏于疏风、清热明目，治疗眼科疾病时多用。益母草药用其全草，茺蔚子药用其果实。

功效主治

◎用于女性月经不调、行经不畅、小腹胀痛、产后恶露不尽、闭经等。

◎用于外伤瘀血作痛、跌打损伤、疮痈肿毒、皮肤痒疹等。

用药禁忌

◎孕妇忌用。

◎崩漏经多、无瘀滞者忌用。

◎凡外感风寒、内伤生冷、脾胃虚弱、肾阳虚衰等均不宜长期大量服用。

古今药方

改善慢性心力衰竭

益母草200克，水煎服。适用于慢性左心衰竭、端坐呼吸及夜间阵发性呼吸困难。

缓解皮肤瘙痒

益母草30克，荆芥穗、苦参、苍术各10克，蝉蜕5克，白鲜皮、地肤子、蛇床子、生地黄、土茯苓各15克。水煎取汁分3次，每日内服2次，外洗1次，连续2~4日。

改善疮疡肿毒

大黄、黄柏、姜黄、白芷各10克，苍术少许，共研末；鲜益母草（捣烂）100克大火煮沸后，再改用小火煎煮2小时，成糊状，冷却后，放入其他药物，搅拌成膏。患处常规消毒后，将益母草膏直接涂抹于上，厚度为0.3～0.5厘米，敷药范围略大于疮面，用消毒敷料覆盖并包扎，每日换药1次。

祛斑养颜

取益母草适量，以水煎20分钟，装瓶，每日早晚各洗面1次。

食疗养生

益母草红糖饮　调经止痛

组成：

益母草10克，红糖、绿茶各适量，蜂蜜少许。

做法及用法：

把绿茶用开水冲泡后留取茶叶备用，锅内热水，加入益母草和绿茶叶，熬煮片刻后加入红糖和蜂蜜即可。代茶饮用。

鸡蛋益母草汤　活血调经，祛瘀

组成：

益母草50克，鸡蛋2个。

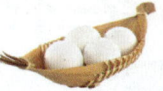

鸡蛋

做法及用法：

水煮，蛋熟后去壳再煮片刻，食蛋喝汤。

功效：

适用于气血瘀滞引起的痛经、月经不调、产后恶露不止、功能失调性子宫出血等。

益母草汁粥　活血祛瘀

组成：

粳米80克，益母草汁9克，生地黄汁30克，鲜藕汁30克，姜汁3克，蜂蜜适量。

做法及用法：

粳米煮粥，粥熟后加入益母草汁、生地黄汁、鲜藕汁、姜汁、蜂蜜调匀即可。

功效：

生地黄可清热凉血，养阴生津，治疗月经不调；益母草有调理月经、散瘀止痛的功效。两者搭配适用于女性月经不调、功能失调性子宫出血、产后恶露不止、瘀血腹痛等。

月季花 活血通经之常用药

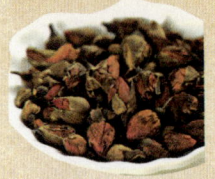

别　　名	月月红。
性能功效	性温,味甘。归肝经。活血调经,疏肝解郁,消肿解毒。
用法用量	冲服或水煎服,2~5克,不宜久煎。

功效主治

◎用于肝气郁结引起的胸胁胀痛、痛经、闭经等。
◎用于血瘀肿痛、瘰疬肿痛、跌打损伤等。
◎捣烂外用辅助治疗热疖疮痈等。

用药禁忌

◎月季花不宜久煎,可泡服或研末服用。
◎孕妇忌用,易动血堕胎。
◎脾胃虚弱者慎用。

古今药方

调经止痛

月季花、当归、香附、益母草各15克,水煎服。

艾叶

散寒止痛,
温经止血

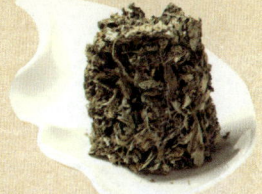

别　　名	艾蒿、大艾叶、萎蒿、医草。
性能功效	性温,味苦、辛。归脾、肝、肾经。温经散寒,理血止痛。
用法用量	入丸、散或捣汁。3~9克。

常用配伍

艾叶 + 炮姜
（温经散寒）（理血止痛）
作用: 两者配伍,相须为用,可加强散寒止痛的作用,多用于下焦虚寒所致的月经不调、痛经等症。

艾叶 + 香附
（温经散寒）（解郁调经）
作用: 两者配伍,有调经止痛的作用,多用于虚寒气滞所致的月经不调、痛经、月经过多等症。

功效主治

◎用于心腹冷痛、月经不调、崩漏带下、胎动不安、妊娠下血等症。
◎用于宫冷不孕、吐血、衄血、皮肤瘙痒等症。

用药禁忌

阴虚血热者慎用。

丹参  调经顺脉之药

别　　名	赤参、紫丹参、红根。
性能功效	性微寒,味苦。归心、肝经。活血调经,祛瘀止痛,凉血消痈,除烦安神。
用法用量	水煎服,5～18克。

常用配伍

丹参 + 当归
(活血凉血)(补血行血)

作用: 两者配伍,可加强活血调经的作用,多用于月经不调或产后恶露不尽等症。

丹参 + 瓜蒌
(凉血消肿)(化痰散结)

作用: 两者配伍,有活血散结的作用,多用于乳痈、心胸刺痛等。

功效主治

◎用于月经不调、闭经、痛经、产后瘀滞腹痛。
◎用于血瘀心痛、脘腹疼痛、风湿痹证、疮痈肿痛。

用药禁忌

对丹参过敏者禁用,过敏症状表现为全身皮肤瘙痒,个别的会伴有呼吸困难,甚至呕吐、四肢冰冷,乃至休克等。

食疗养生

丹参茶　缓解冠心病症状

组成：

丹参9克，绿茶3克。

做法及用法：

丹参研成细末，与绿茶同用沸水冲泡闷5分钟即可。每日1剂，多次服饮。

功效：

多用于月经不调、胸腹刺痛、热痹疼痛、疮疡肿痛、失眠等；绿茶可降脂、抗癌、醒脑提神。此茶适于心动过速的冠心病患者。

丹参饮　活血化瘀，宁心安神

组成：

丹参15克，冰糖适量。

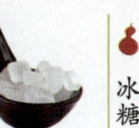

冰糖

做法及用法：

取丹参，加水适量，煎煮20分钟，去渣取汁，加冰糖调味，微甜即可。

功效：

丹参是滋养佳品，可活血化瘀、宁心安神，调经止痛。

桃仁

活血祛瘀，润肠通便

别　　名	大桃仁。
性能功效	性平，味苦、甘。归心、肝经。活血祛瘀，润肠通便，止咳平喘。
用法用量	水煎服，5~10克，捣碎用。

常用配伍

桃仁（活血润燥）＋**杏仁**（降气滑肠）

作用： 两者配伍，可加强滑肠、止痛止咳的作用，多用于改善腰、腹痛，便秘，咳嗽等症。

桃仁（活血化瘀）＋**大黄**（凉血祛瘀）

作用： 两者配伍，有活血化瘀、消肿止痛、凉血的作用，多用于青肿疼痛、跌打损伤等。

功效主治

用于瘀血阻滞、瘀肿疼痛、肺痈、肠痈、大便干燥、咳嗽气喘等。

用药禁忌

◎孕妇忌用。
◎便秘者慎用。
◎本品有小毒，不可过量。

破血消癥药

水蛭

破血逐瘀，通经活络

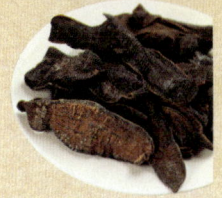

别名	蚂蟥、马鳖。
性能功效	性平，味咸、苦，有毒。归肝、膀胱经。破血通经，逐瘀消癥。
用法用量	水煎服，1.5～3克；研末服，0.3～0.5克。

慧眼识真伪

水蛭主要分布在稻田、沟壑、浅水区池塘中，于每年的夏秋季捕捞。水蛭的身体背腹呈扁形，前端较窄，身体呈现叶片状或蠕虫状，体节固定为34节，末7节愈合成吸盘，可见的只有27节，每体节又被分为数体环，头部不明显，常具眼点数对。

功效主治

◎用于血瘀引起的闭经、产后瘀阻腹痛等。
◎用于跌打损伤、骨折疼痛等。
◎用于脑出血引起的颅内血肿及血小板增多等。

用药禁忌

◎水蛭有毒，应慎用。
◎孕妇忌用。

古今药方

改善肩周炎

水蛭120克,浸泡于料酒1000毫升中,7日后饮用。适用于肩周炎患者。

改善结肠癌

水蛭30克,海藻60克。研末,分为30包,每日2包,用料酒冲服。适用于结肠癌患者。

改善慢性结膜炎

水蛭数条浸泡于蜂蜜中,7日后,用蜂蜜滴眼。适用于慢性结膜炎患者。

预防前列腺炎

生水蛭50克,洗净后研成细末,每次1克,每日2次,温水送服。20日为1个疗程。间隔7日后进行第2个疗程。可有效预防前列腺炎。

第六章 理气类养生中药

玫瑰花

行气解郁，活血止痛

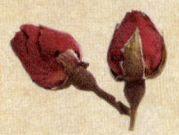

别　　名	徘徊花、刺玫花。
性能功效	性温，味甘、微苦。归肝、脾经。疏肝解郁，活血止痛。
用法用量	水煎服，1.5~6克。

玫瑰花理气而不辛燥，和血而不破血，缓和理气，适用于肝郁气滞之轻症。《本草纲目拾遗》记载，玫瑰花"和血，行血，理气，治风痹"。《本草正义》记载，玫瑰花"香气最浓，清而不浊，和而不猛，柔肝醒胃，流气活血，宣通窒滞而绝无辛温刚燥之弊，断推气分药之中，最有捷效而驯良者，芳香诸品，殆无其匹"。现代药理研究显示，玫瑰花还能够促进新陈代谢，去除器官硬化、修复细胞等。

慧眼识真伪

市场上常有将月季花与玫瑰花混用的现象。月季花，呈类球形，花萼长圆形，花梗较长，萼片暗绿色，短于或等于花冠长，花瓣有的散落，长圆形，紫红色或淡紫红色，雄蕊短于花柱，气清香。玫瑰花，略呈半球形或不规则团状，花托半球形，与花萼基部合生，花梗较短，萼片黄绿或棕绿色，花萼长于花冠，花瓣皱缩，展平后呈宽卵形，紫红色，雄蕊长于花柱，气芳香浓郁。

功效主治

◎用于肝胃不和引起的胁痛、胃痛等。
◎用于肝郁气滞引起的月经不调或经前乳房胀痛等。
◎用于跌打损伤所致的瘀血疼痛。

用药禁忌

阴虚火旺者忌用。

古今药方

缓解月经周期性头痛

月季花、金银花各15克，玫瑰花、滁莉花各12克，杜红花10克，旋覆花（包煎）6克。水煎服。月经来潮前4日开始服用，连服10剂，下次月经前4日再开始服用。

改善痤疮

海带、绿豆各15克，甜杏仁9克，玫瑰花（用纱布包好）6克。水煎，去玫瑰花，加红糖适量，每日1剂，代茶饮。

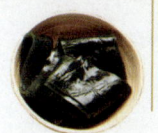

海带

化痰核,消结块

玫瑰花、菊花各10克,青皮5克。沸水冲泡,代茶饮。适用于乳腺小叶增生患者。

降压降脂,养心

乌龙茶、茉莉花、玫瑰花、白菊花、白扁豆花各适量。沸水冲泡,代茶饮。适用于更年期烦躁不安、精神抑郁、高脂血症、高血压等。

食疗养生

玫瑰花茶 疏肝解郁,理气通络

组成:

干玫瑰花10朵,白糖少许。

做法及用法:

将干玫瑰花放入茶杯,加入沸水冲泡,加白糖调味即可。

玫瑰花

功效:

玫瑰花具有行气解郁、疏理肝脾的作用,可用于缓解月经不调,恶心呕吐等症。此茶具有理气解郁、疏肝行血的功效。

玫瑰薰衣草茶 补心安神

组成：

玫瑰花15克，薰衣草10克，柠檬草5克，蜂蜜适量。

做法及用法：

将玫瑰花、薰衣草、柠檬草放入杯中，加沸水冲泡大约20分钟后调入适量蜂蜜即可品饮。或用棉布袋（中药店有售）将玫瑰花、薰衣草、柠檬草一起包起来，每次饮用时取出一包加沸水冲泡20分钟。

功效：

薰衣草宁心安神，搭配玫瑰花一同服用可补心宁神，缓解失眠症状。

山楂玫瑰茶 益脾养胃，理气行血

组成：

玫瑰花9克，山楂15克。

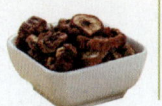

山楂

做法及用法：

玫瑰花洗净，山楂洗净切片，将两者放入杯中，冲入沸水，5～10分钟后饮用。

功效：

此茶有健脾益胃、理气活血的作用。

陈皮

理气化痰,和胃止吐

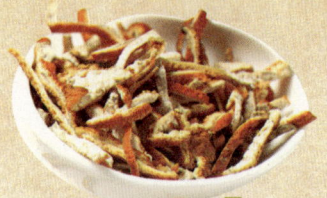

别　　名	橘皮。
性能功效	性温,味辛、苦。归脾、肺经。理气健脾,燥湿化痰。
用法用量	水煎服,3~9克。

常用配伍

陈皮(理气健脾) + **厚朴**(专行气滞)

作用: 两者配伍,可加强理气燥湿的作用,多用于气滞湿郁、脾胃运化不健所致的积食、食欲不振、恶心等症。

陈皮(化湿止呕) + **生姜**(温散气逆)

作用: 两者配伍,有健脾胃、降逆止呕的作用,多用于胃气不和、气逆呕吐等症。

功效主治

用于腹胀腹满、恶心呕吐、消化不良、食欲不振、咳嗽痰多等。

用药禁忌

◎气虚体燥、阴虚燥咳者忌用。
◎吐血及内有实热者慎用。
◎孕妇不宜大剂量长期服用。

古今药方

醒酒止呕

香橙皮、陈皮各500克,檀香120克,葛花、绿豆花各250克,人参60克,白豆蔻仁20克。上述材料共研末,每日空腹时取10~30克,用温水冲服。适用于酒醉、呃逆吞酸等。

缓解不良情绪

陈皮(切丝)30克,橘络10克,加水浸泡片刻,再加入橘核50克(敲碎),水煎30分钟,过滤留汁,加入蜂蜜30克拌匀,上、下午分服。适用于情绪忧郁兼有胸胁胀痛等亚健康状态者。

食疗养生

陈皮茶 健胃化痰

组成:

陈皮10克,蜂蜜适量。

做法及用法:

陈皮入茶杯中用沸水冲泡,盖闷10分钟后依个人口味调入适量蜂蜜即可。代茶饮用。

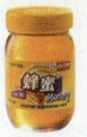

蜂蜜

佛手

理气化痰
醒开脾胃

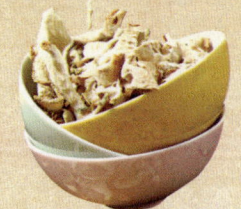

别　　名	佛手柑、佛手香橼、五指柑。
性能功效	性温,味辛、苦、酸。归肝、脾、胃经。疏肝解郁,理气和中,燥湿化痰。
用法用量	水煎服,3~9克。

常用配伍

佛手 + **半夏**
（醒脾开胃）（化痰止呕）
作用： 两者配伍,有增进食欲、化痰止呕、健胃的功效,多用于湿痰停隔所致的呕逆、恶心等。

佛手 + **葛花**
（醒脾止呕）（醒酒护肝）
作用： 两者配伍,有醒脾开胃、止呕化痰的功效,多用于解酒、醒脾、护肝、解郁。

功效主治

◎用于肝郁气滞引起的胸胁胀痛、胃脘痞满。
◎用于食少呕吐、咳嗽。
◎日久痰多兼胸闷作痛等。

用药禁忌

阴虚火旺、气虚或无气滞者慎用。

古今药方

改善慢性支气管炎、哮喘

佛手30克,麻黄0.5克,杏仁、丹参、元神曲各15克,五味子、细辛、炙甘草各3克。水煎服。

缓解情绪

香橼皮、佛手各9克,绿梅3克。水煎服。适用于情绪忧郁兼有胸胁胀痛者。

食疗养生

佛手姜汤　疏气宽胸,和胃止呕

组成:

佛手、鲜姜各10克,白糖适量。

做法及用法:

水煎,过滤留汁,加入白糖适量,代茶饮。

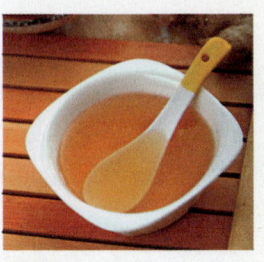

功效:

适用于肝气不舒、胸闷痞满的肝病。

香附

理气之良药，调经之要药

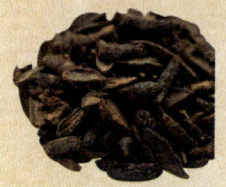

别　　名	香附子、雷公头。
性能功效	性平，味辛、微苦、微甘。归肝、三焦经。疏肝解郁，调经理气。
用法用量	水煎服，6～9克。

常用配伍

香附（理气解郁） + **柴胡**（疏肝解郁）

作用：两者配伍，可加强其理气解郁的作用，多用于胸胁胀痛、肝气郁结所致的月经不调、痛经等。

香附（调经止痛） + **当归**（补血活血）

作用：两者配伍，有活血、调经、止痛的作用，多用于改善月经不调、气滞血瘀所致的痛经等。

功效主治

◎用于肝郁气滞引起的胸、胁、腹胀痛等。
◎用于肝气郁结引起的乳房胀痛、月经不调、闭经等。
◎用于寒滞肝脉引起的疝气疼痛、痛引少腹等。

用药禁忌

◎气虚无滞者忌用。
◎阴虚或血热者忌用。

古今药方

改善月经不调

炒香附100克,研末,用醋和丸,每次服6~9克,早、晚各1次,温水送服。

缓解痛经

香附、益母草各12克,丹参15克,白芍10克。水煎服,行经前3~5日开始,每日1剂,早、晚各1次。

食疗养生

香附陈皮蒸乳鸽　疏气宽胸,和胃止呕

组成:

陈皮6克,乳鸽1只,制香附子9克,绍酒10毫升,姜、葱、盐适量。

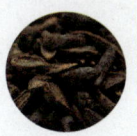

香附

做法及用法:

上述材料大火蒸40分钟,每日2次,食乳鸽喝汤。

檀香

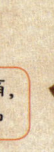

行气止痛,散寒调中

别名	白檀香、黄檀香、真檀。
性能功效	性温,味辛、芳香。归脾、胃、肺经。行气止痛,散寒调中。
用法用量	水煎服,2~5克;入散丸,1~3克。

常用配伍

檀香(温中理气) + 木香(行气止痛)

作用: 两者配伍,可加强行气止痛、健胃的作用,多用于气滞所致的胸腹胀满。

檀香(行气健胃) + 石菖蒲(宁神健脾)

作用: 两者配伍,有健胃宁神的作用,多用于神志不清、食欲不振、腹胀等。

功效主治

◎用于寒凝气滞引起的胸痛、腹痛等。
◎用于缓解胃痛引起的不适。
◎用于胃寒食少、呕吐清水、冠心病、心绞痛等。

用药禁忌

◎阴虚火旺者忌用。
◎实热吐衄者慎用。

古今药方

美颜柔肤

茯苓15克,檀香、丁香、薄荷叶、香附各5克。共研末,加水淀粉50克拌匀。洗面乳置于手中加水搓泡,加1小匙药粉混合后洗脸,每周2次。

食疗养生

醒酒汤　健脾醒酒

组成:

檀香100克,橙皮、陈皮各300克,葛花、绿豆花各150克,人参、豆蔻仁各50克,盐适量。

做法及用法:

水煎所有材料,加盐调味即可。

檀香橄榄茶　活血化瘀

组成:

檀香、橄榄3~5枚,绿茶1克。

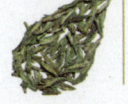

绿茶

做法及用法:

以上材料用沸水冲泡,加盖闷泡5分钟即可。

沉香

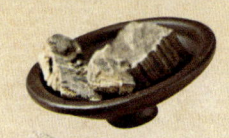

行气止痛，温中止呕

别　　名	崖香。
性能功效	性温，味苦、辛。归脾、胃、肾经。行气止痛，温中止呕，纳气平喘。
用法用量	水煎服，1.5~4.5克，宜后下。

常用配伍

沉香（降逆温中）＋**紫苏**（宽中理气）

作用： 两者配伍，有温中理气、降逆止呕的作用，多用于脾胃虚寒所致的呕吐、呃逆及妊娠恶阻。

沉香（降气纳肾）＋**莱菔子**（降气祛痰）

作用： 两者配伍，可加强祛痰平喘的作用，多用于肾虚不纳、痰气上逆所致的腹胀。

功效主治

◎用于胃寒、气喘、肾虚、胸腹胀痛等。
◎用于虚喘证，能降逆平喘。

用药禁忌

◎阴亏火旺者及气虚下陷者慎服。
◎咳喘等属热证者不宜单味药服用。

食疗养生

沉香姜枣茶 补脾养血,健胃安神

组成:

姜50克,大枣(去核)适量,甘草100克,丁香、沉香各20克。

做法及用法:

将所有材料共研成粗末,调匀,备用。每次取15~25克,煎服或泡水代茶饮,每日数次。

功效:

甘草具有健脾益气、补心安神、止咳平喘、健胃止痛的功效;沉香理气调中,平喘降逆。此茶具有健脾益气,宁心安神,养胃的功效。

容颜不老方 调气血,润皮肤

组成:

姜50克,去核大枣10个,丁香、沉香各15克,茴香粉、盐各适量。

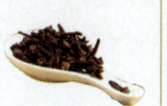
丁香

做法及用法:

将姜、大枣、丁香、沉香捣为粗末,加茴香粉、盐调匀。每日煎服或开水泡服,每次10~15克。

薤白

行气导滞，通阳散结

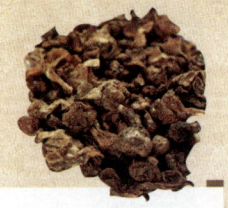

别　　名	薤根、野蒜。
性能功效	性温，味辛、苦。归肺、胃、大肠经。通阳散结，行气导滞。
用法用量	水煎服，5~9克。

常用配伍

薤白 + **丹参**
（通阳散结）（活血通经）
作用： 两者配伍，有活血散瘀的作用，多用于心血瘀阻所致的心痛、胸痛。

薤白 + **桂枝**
（降气纳肾）（降气祛痰）
作用： 两者配伍，有助心阳的作用，多用于心阳不振所致的心悸、失眠等症。

功效主治

◎用于寒痰湿浊凝滞引起的胸闷疼痛、咳喘等。
◎用于缓解胸腹胀满、泻痢后重等。
◎用于解毒补虚。

用药禁忌

◎脾胃虚弱、阴虚或发热者慎用。
◎胃气虚寒者，服薤白会发生嗳气，不宜多用。

荔枝核

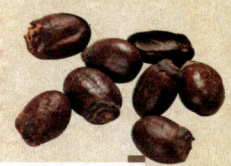

行气散结,祛寒止痛

别　　名	荔仁、枝核、大荔核。
性能功效	性温,味甘、涩。归肝、肾经。行气散结,散寒止痛。
用法用量	水煎服,4.5~9克;或适量入散剂。

功效主治

◎用于寒疝腹痛、睾丸肿痛等。
◎用于肝气郁结引起的胃脘痛、痛经或产后腹痛等。

用药禁忌

◎无寒湿气滞者忌用。
◎用于肝胃不适,可与木香一起研末服用。

古今药方

健脑酒

人参、干地黄、枸杞子各25克,淫羊藿、沙苑子、母丁香各15克,沉香、远志肉各5克,荔枝核7个,高粱白酒1000毫升。将各味药浸入酒中45日,每日饮1次,每次约10毫升。

枳实

破气除痞，消积化痰

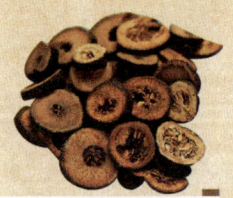

别　　名	江枳实、川枳实。
性能功效	性微寒，味苦。归脾、胃经。破气消积，化痰除痞。
用法用量	水煎服，3～9克。

常用配伍

枳实 + 白芍
（消积散结）（和营敛阴）
作用：两者配伍，有破积止痛、行气和血的作用，多用于气血积滞所致的腹痛。

枳实 + 瓜蒌
（破气消痞）（宽胸散结）
作用：两者配伍，有行气散结的作用，多用于痰气互结所致的胸痹胸痛。

功效主治

◎用于食积不化引起的腹满腹胀、嗳气、大便不通等。
◎用于湿热积滞引起的泻痢后重。
◎用于痰滞气阻引起的胸痹、心下痞满等。
◎用于胃下垂、子宫脱垂、脱肛等。

用药禁忌

◎脾胃虚弱、体虚久病者慎用。
◎孕妇慎用。

第七章 渗湿利水类养生中药

茯苓

利水渗湿之要药

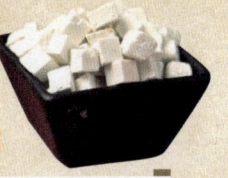

别　　名	云苓。
性能功效	性平，味甘。归心、肝、脾、肾、胃经。利水渗湿，健脾，宁心。
用法用量	水煎服，9～15克。

常用配伍

茯苓 + 甘草
（益气宁心）（补中缓急）

作用： 两者配伍，可加强温阳益气的作用，多用于心脾不足所致的心悸气短、水肿等症。

茯苓 + 半夏
（健脾利湿）（消痰降逆）

作用： 两者配伍，有除痰止呕的作用，多用于痰饮、呕吐、打嗝、腹胀、食欲不振等症。

功效主治

◎用于小便不利、水肿尿少、痰饮眩晕、心神不安、心慌失眠等。
◎用于脾虚引起的倦怠乏力、食欲不振、腹泻等。

用药禁忌

阴虚湿热、虚寒滑精或气虚下陷者慎用。

古今药方

改善肾盂积水

茯苓、黄柏各12克,金钱草50克,通草、续断、生蒲黄(包煎)、当归各10克,海金沙(包煎)15克,丹参、蒲公英各20克,红花6克,甘草3克。水煎服。适用于肾盂积水患者。

食疗养生

人参枣仁茶 补元气,缓解咳嗽

组成:

茯苓30克,酸枣仁20克,人参12克。

做法及用法:

将上述药材同研为细末,每次取5~6克,用温水冲服。

功效:

人参是补气药,能补元气、益气血,还能补肺健脾、生津止渴、缓解咳嗽;与酸枣仁这类安神药以及健脾利湿的茯苓一起搭配做茶饮,具有养心安神、补益肺气的功效,适合体虚盗汗、虚烦不眠者饮用,可代茶频饮。

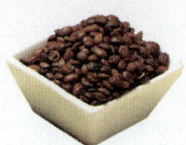

酸枣仁

薏苡仁

利水消肿，除痹胜湿

别　　名	薏米、起实、回回米。
性能功效	性微寒，味甘、淡。归脾、胃、肺经。利水渗湿，健脾，清热排脓。
用法用量	水煎服，9～30克。

功效主治

◎用于脾虚湿盛引起的水肿、脚气、小便不利、腹泻等。
◎用于风湿痹痛、筋软拘挛等。
◎用于肺痈、肠痈等。

用药禁忌

◎小便量多、大便燥结、津液不足者及孕妇忌用。
◎消化功能较弱的儿童及老弱患者慎用。
◎用于肝胃不适，可与木香一起研末服用。

古今药方

缓解老年斑

薏苡仁40克，煮熟，加糖适量，每日食用。轻者2个月有效，重者继续服至有效为止。

预防和改善痤疮

绿豆、薏苡仁各30克,山楂9克。水煎,代茶饮,每日3~5次。适用于油性皮肤患者。

食疗养生

薏苡仁当归粥　润泽肌肤

组成:

薏苡仁50克,猪绞肉30克,大米80克,当归、盐各少许。

做法及用法:

大米入锅中加水以大火煮沸,放入当归、薏苡仁、猪绞肉煮粥,加盐即可。

冬瓜薏苡仁瘦肉汤　健脾利湿

组成:

薏苡仁、冬瓜片各50克,猪瘦肉片80克,香油、盐、鸡精各适量。

做法及用法:

将薏苡仁、冬瓜片、猪瘦肉片加适量水入锅中煮熟,加调料调味即可。

玉米须

利水消肿,平肝利胆

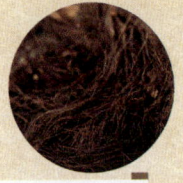

别　　名	玉麦须、玉蜀黍蕊。
性能功效	性平,味甘。归肝、胆、膀胱经。利水消肿,利湿退黄。
用法用量	水煎服,30~60克。鲜者加倍。

功效主治

◎用于水肿、小便不利或小便短赤等。
◎用于肝胆湿热引起的肝炎黄疸、胆囊炎、胆结石等。
◎用于降血糖、降血压,治疗高血压、糖尿病等。
◎用于改善急性肾炎、初期肾结石。
◎用于急性溶血性贫血及乳腺炎等疾病。

古今药方

改善慢性肾炎

取玉米须50克,加温水600毫升,以小火煎煮20~30分钟,过滤后饮服,每日1次或分多次服用。3个月为1个疗程。

改善小便不利

取玉米须12克,加清水250毫升,煎至100毫升,每日1次服用。连服3~5日。

食疗养生

玉米须麦冬炖鸡肉　平肝利湿

组成:

鸡胸肉200克,玉米须50克,麦冬20克,西洋参15克,枸杞子10克,盐少许。

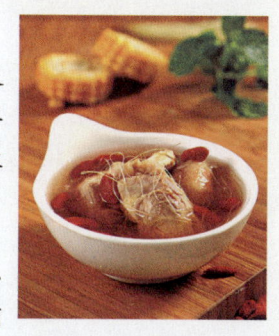

做法及用法:

鸡胸肉洗净,切成小块后剁成肉碎,用清水稍微浸泡一会儿,备用。麦冬洗净,用清水浸泡,备用;枸杞子、西洋参用清水冲洗一下。玉米须洗净备用。把所有材料放进炖盅,加2000毫升水,隔水炖约1个半小时,加盐调味即可。

功效:

麦冬可养阴生津、润肺清心、止咳润燥。此炖品有润肺润燥、清热利湿、平肝解郁的功效。

冬瓜皮

利水消肿之常用药

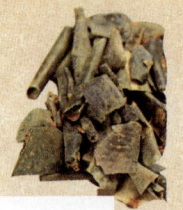

别　　名	白瓜皮、白冬瓜皮。
性能功效	性凉，味甘。归脾、胃、小肠经。利水消肿，清热解暑。
用法用量	水煎服，15～30克。

功效主治

◎用于湿热水肿、小便不利等。
◎用于暑热口渴、小便短赤等。
◎用于肥胖、维生素缺乏、肝硬化、高血压、糖尿病、冠心病、癌症等。

用药禁忌

◎营养不良引起虚肿者慎用。
◎可与生薏苡仁、滑石、扁豆花等同用。

古今药方

止咳化痰

取经霜打的冬瓜皮适量，蜂蜜少许。将冬瓜皮与蜂蜜一起加水煎汤，每日服用1剂。

食疗养生

冬瓜附子冰糖饮　清热消肿

组成：

冬瓜皮300克,附子15克,杏仁20克,五味子10克,冰糖适量。

做法及用法：

将冬瓜洗净,连皮切成大块,锅中加入适量水,放入冬瓜块、附子、杏仁、五味子,隔水炖煮3小时,最后加冰糖调味煮至溶化即可。

冬瓜薏苡仁兔肉汤　除湿清热

组成：

冬瓜皮300克,兔肉200克,薏苡仁50克,姜片、盐各适量。

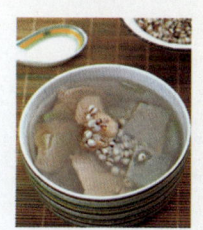

做法及用法：

将兔肉清洗干净,切成小块,放入开水锅中汆烫一下,捞出后沥干。在砂锅中倒适量清水,将冬瓜、兔肉、薏米放入,同时加入姜片,大火煮至沸腾,然后改小火慢煲,用盐调味。当食物全部熟透后就可以关火了。

葫芦

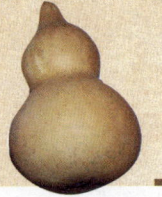

缓解腹水之常用药

别　　名	瓠瓜。
性能功效	性平，味甘、淡。归肺、脾、膀胱经。利水消肿。
用法用量	水煎服，15～30克。鲜品加倍。

功效主治

◎用于面目水肿、腹水、脚气肿胀、肺燥咳嗽、烦热口渴等。

◎用于黄疸的辅助治疗，可利湿而退黄，也可与茵陈蒿、栀子、金钱草等同用。

用药禁忌

用葫芦烧灰存性，可用酒或开水送服，也可与猪苓、茯苓、泽泻等同用。

古今药方

清热消肿

鲜葫芦1个，捣烂，取汁液，加入适量蜂蜜调服，每次服用1小碗。

食疗养生

葫芦绿豆粥　清热利水

组成：

绿豆50克，葫芦壳、冬瓜皮、西瓜皮各50克。

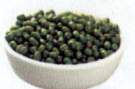

绿豆

做法及用法：

将绿豆入锅中，加水，待绿豆煮至八成熟，再加入其他材料同煮，随时饮用。

功效：

绿豆有清热解毒、消肿利水的功效。它与葫芦壳、西瓜皮皮搭配利水消肿效果更佳。此粥适用于小便不利或肢体水肿者。

双皮葫芦汤　健脾利湿，消肿

组成：

葫芦壳60克，冬瓜皮、西瓜皮各30克，大枣10克。

做法及用法：

将以上材料水煎，过滤留汁，每日1剂。

功效：

适用于慢性肾炎水肿者。

车前子

清热利尿，渗湿止泻

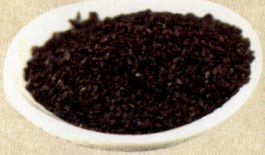

别　　名	车前实、虾蟆衣子、猪耳朵穗子。
性能功效	性寒，味甘。归肾、肝、肺、膀胱、小肠经。利尿通淋，明目祛痰。
用法用量	水煎服，9～15克，宜包煎。

常用配伍

车前子（利痰止咳）＋ **百部**（润肺止咳）

作用：两者配伍，可加强祛痰止咳的作用，多用于小儿顿咳或慢性咳嗽，与半夏、橘皮、桔梗配伍，效果更好。

车前子（利水止泻）＋ **白术**（健脾利湿）

作用：两者配伍，健脾止泻效果更佳，多用于脾虚泄泻等，与薏苡仁、厚朴等配伍，效果更佳。

功效主治

用于小便不利、淋浊带下、水肿胀满、暑湿泻痢等。

用药禁忌

◎内伤劳倦、阳气下陷、肾虚及内无湿热者慎服。
◎孕妇、先兆流产者禁单味药大量久服。

古今药方

清热利尿，降血压

黄精、夏枯草、益母草、车前子各15克。将上述药材用水浸泡30分钟，煎煮30分钟，每剂煎2次，将2次煎液混合。每日1剂，分2次服。

清热聪耳

蒲公英、车前子、紫花地丁各30克。水煎，每日1剂，分3次服用，连服3~4日。适用于因感冒等各种原因引起的中耳炎。

食疗养生

龙胆车前子茶　清热利湿，泻肝胆火

组成：

龙胆草30克，车前子15克。

做法及用法：

将龙胆草研粗末，车前子捣碎；将两者放入杯中，用沸水冲泡，闷5分钟左右。或者将龙胆草和车前子用纱布袋包裹，做成茶包，每次用沸水冲泡10~20分钟，可续冲。每日1剂，代茶饮用。

泽泻

渗湿利尿，清泻肾火

别　　名	水泻、水泽、禹孙。
性能功效	性寒，味甘、淡，归肾、膀胱经。渗湿利尿，泻火。
用法用量	煎汤或入丸、散。6～9克。

常用配伍

泽泻 + **白术**
（渗湿利水）（健脾燥湿）
作用： 两者配伍，可加强健脾利湿、利水止泻的作用，多用于缓解脾虚水泻、小便不利等。

泽泻 + **半夏**
（泄热利湿）（燥湿化痰）
作用： 两者配伍，有和胃利湿的作用，多用于脘腹胀满、小便不利等症。

功效主治

用于小便不利、水肿胀满、痰饮眩晕、泄泻尿少、热淋涩痛等症，被誉为"利水第一良品"。

用药禁忌

肾虚不固精滑者忌服。

食疗养生

泽泻薏苡仁瘦肉 泻火利尿

组成：

猪瘦肉60克，泽泻30克，薏苡仁15克，盐适量。

做法及用法：

将猪瘦肉洗净，切丝；泽泻洗净；薏苡仁洗净，浸泡至软。将全部材料放入锅内，加适量清水，大火煮沸后，小火煮1~2小时，拣去泽泻，加盐调味即可。

泽泻粥 健脾渗湿，利水消肿

组成：

泽泻粉10克，粳米50克。

做法及用法：

粳米淘洗干净，加水，煮成粥。待米煮开花后，放入泽泻粉，用小火煮熟即可。每日2次，温热服食，3日为1个疗程。

粳米

功效：

此粥适用于水湿停滞、小便不利、水肿等。

茵陈

清湿热,退黄疸

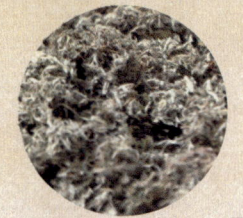

别　　名	绵茵陈、茵陈蒿、绒蒿。
性能功效	性微寒,味苦,归脾、胃、肝、胆经。清湿止痒。
用法用量	煎汤熏洗。6~15克。

常用配伍

茵陈（利胆退黄）**＋ 干姜**（温中散寒）
作用：两者配伍,可加强温散脾胃寒湿瘀滞的作用,多用于寒湿瘀滞、胆气外泄所致的身目发黄等症。

茵陈（清热利胆）**＋ 厚朴**（宽中下气）
作用：两者配伍,有清湿热、化浊气、消黄疸的作用。

功效主治

用于黄疸尿少、湿疮瘙痒、传染性黄疸型肝炎等症。

用药禁忌

体虚多汗、阴虚阳亢、表虚汗多者忌服。

第八章 安神类养生中药

柏子仁

养心安神,益智健脾

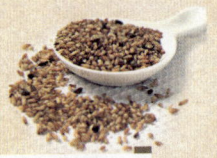

别　　名	柏实。
性能功效	性平,味甘。归心、脾经。养心安神,润肠通便。
用法用量	水煎服,3~9克。

柏子仁具有养心安神、敛汗润肠的作用。《神农本草经》中记载,柏子仁能够"主惊悸,安五脏,益气,除湿痹。久服令人肌肤润泽,耳目聪明,不饥不老,轻身延年"。古代有一则"长寿毛女"的传奇故事:项羽进驻咸阳后,有一名秦代宫女逃入山中,以柏子仁、柏叶充饥,冬不觉冷,夏不觉热。后来在汉代时发现此女全身黑毛,身轻如飞,已有200多岁。因此,古人称柏树是多寿之木。

常用配伍

柏子仁 + 酸枣仁

(补心益脾)(滋养肝血)

作用: 两者配伍,有补肝、养血安神等的作用。

柏子仁 + 当归

(养心益脾)(补血养血)

作用: 两者配伍,有养血安神的作用,多用于改善血虚所致的心悸失眠、便秘等。

慧眼识真伪

经过加工后的长糯米，与柏子仁相似，但二者功效不同，须鉴别使用。

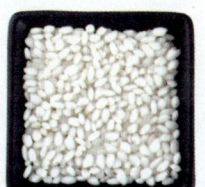

未经加工的糯米。

柏子仁呈长卵形或长椭圆形，表面黄白色或淡黄棕色，外包有膜质内种皮，顶端略尖，基部钝圆，质软油润，断面黄白色，富油性，气微香。

长糯米呈长椭圆形，经植物油浸渍微炒后表面黄色至黄棕色，可见线状种脐，基部钝圆，质较硬，断面类白色，微具油性，气微香。

功效主治

◎用于心慌、失眠等，尤其适用于心阴虚及心肾不交引起的心慌、失眠。
◎用于虚人肠燥便秘、老年人或产妇便秘等。

用药禁忌

◎柏子仁可润肠通便，常与火麻仁、郁李仁配伍，改善肠燥便秘。
◎大便稀薄、腹泻或呕吐者慎用或忌用。大便稀薄者可用柏子仁霜。
◎柏子仁甘缓滋润，痰多者不宜服用。
◎孕妇不宜长期大量服用。

古今药方

养血安神

新鲜百合500克,以水浸泡24小时,取出,洗净。炒酸枣仁15克,水煎,过滤留汁,加入百合,煮熟,喝汤食百合。每次1小碗,每日2次。适用于神经衰弱、心神不定、心烦、失眠等。

平肝潜阳,宁心安神

柏子仁、麦冬、丹参、黄芩各9克,沙参12克,合欢皮、赤芍各15克,夜交藤、珍珠母、石决明、淮小麦各30克。水煎服,每日1剂,分早、晚2次服。

食疗养生

柏子仁茶 养心安神,敛汗固表

组成:
柏子仁10~15克,杏仁5克。

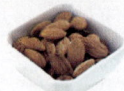
杏仁

做法及用法:
将柏子仁和杏仁用纱布包好,捣烂放入杯中,加沸水冲泡。代茶饮用,每日1剂。

柏子仁酒 祛风解毒，养血安神

组成：

柏子仁、鸡屎白各50克，姜（捣碎，细筛）25克，白酒1000毫升。

做法及用法：

将柏子仁、鸡屎白、姜碎入锅中炒至焦色，趁热投入白酒中待凉去渣。每次空腹服5～10毫升，早、晚各1次。

功效：

适用于中风失语者。

柏子仁煲瘦肉 养血安神，润燥生发

组成：

猪瘦肉300克，柏子仁50克，当归30克，大枣（去核）6个，盐适量。

做法及用法：

将柏子仁、当归用清水浸泡30分钟，洗净。将猪瘦肉洗净，切块，入沸水中汆烫后捞出。将砂锅中加入适量水，放入柏子仁、当归，以中火烧热后加入瘦肉块、大枣，转小火煲煮2小时后关火，调入盐即可。

酸枣仁

养心益肝而安神

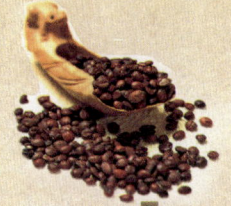

别 名	山枣仁。
性能功效	性平，味甘、酸。归心、脾、肝、胆经。养心益肝，敛汗生津。
用法用量	水煎服，使用前需打碎，9～15克。

常用配伍

酸枣仁 + **五味子**
（养心安神）（敛气生津）
作用： 两者配伍，可加强补益心神的作用，多用于失眠、心悸等。

酸枣仁 + **知母**
（宁心安神）（清热除烦）
作用： 两者配伍，有养血安神、清热除烦的作用，多用于阴血不足或虚阳浮动所致的虚烦不眠等症。

功效主治

◎用于神不守舍引起的心慌、多梦、易醒、失眠等。
◎用于体虚多汗等。

用药禁忌

◎内有实邪郁火者慎用。
◎腹泻者慎用。

古今药方

改善女性更年期出现的失眠、多汗

珍珠母20克,先煎20分钟,再加入炒酸枣仁12克、柏子仁5克,水煎15分钟。每日1剂,分早、晚2次服用。

缓解神经衰弱

取酸枣仁30克,捣碎,用纱布包裹,加清水200毫升浓煎至30毫升。睡前30分钟服,10日为1个疗程。亦可取酸枣仁5克,研碎后加白糖拌匀,于睡前用温开水冲服。

食疗养生

酸枣仁茶　宁心安神,补肝敛

组成:

酸枣仁20克,白糖少许。

做法及用法:

将酸枣仁加白糖一起拍碎混合,放入保温杯中,用沸水冲泡,加盖闷15分钟,代茶频饮。

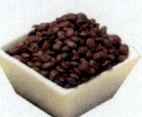

酸枣仁

远志

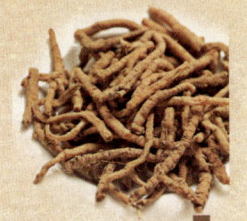

养心安神，增强记忆力

别　　名	远志筒、远志肉、远志棍。
性能功效	性温，味辛、苦。归心、肾经。安神益智，祛痰开窍，消散痈肿。
用法用量	水煎服，3～9克。外用适量。

常用配伍

远志（开心解郁） + **茯苓**（补心益气）

作用： 两者配伍，可加强安神宁心镇静的作用，多用于心气虚弱所致的心悸、多梦等症。

远志（开心解郁） + **酸枣仁**（养血安神）

作用： 两者配伍，有养血舒心的作用，多用于惊悸怔忡、不能入睡等。

功效主治

◎用于心神不安、惊悸、失眠、遗精、健忘等。
◎用于痰阻心窍引起的神志恍惚、惊痫、痰多不爽等。
◎用于寒凝气滞及痰湿阻络引起的痈疽疮肿、乳房肿痛等。

用药禁忌

◎储存时应置于通风干燥处,注意防潮、防霉。
◎有实火或痰热者慎用。
◎如果不用甘草水制远志,易引起恶心呕吐等。
◎远志皂苷会刺激胃黏膜,胃炎患者慎用。

食疗养生

远志蜜膏 养心安神,增强记忆力

组成:

远志100克,炼蜜适量。

做法及用法:

远志反复水煎3次,使药汁浓缩,后加入炼蜜,制成膏。每日早、晚各服1汤匙,温水送服。

鱼腥远志汁 戒烟清肺

组成:

鱼腥草30克,地龙、远志各15克,藿香、薄荷、甘草各10克,人参5克。

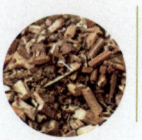
藿香

做法及用法:

将上述所有中药材以水煎服。每日1剂,每日3次,连续服7~10日。体虚者,可加人参5克。

合欢皮

解郁安神,生肌续骨

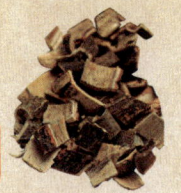

别　　名	夜合树、夜合花。
性能功效	性平,味甘。归心、脾经。解郁安神,活血消肿。
用法用量	水煎服,5~9克;或适量入散剂。

常用配伍

合欢花(舒心解郁) + **酸枣仁**(养血安神)

作用: 两者配伍,可加强舒心、养血安神的作用,多用于情志不舒所致的不寐、惊悸等。

合欢花(舒心解郁) + **丹参**(清血散热)

作用: 两者配伍,有清心解郁除烦的作用,多用于缓解心血瘀阻所致的心烦、气郁、失眠。

功效主治

◎用于情志所伤引起的愤怒忧郁、心神不安、虚烦失眠、健忘等。
◎用于跌打损伤、瘀血肿痛、肺痈胸痛、吐血等。

用药禁忌

消化性溃疡及胃炎患者慎服,风热自汗、外感不眠者禁服。

古今药方

缓解失眠

五味子、桂圆肉各10克，酸枣仁、合欢皮各5克。水煎，代茶饮。

滋阴壮阳

合欢皮15克，水煎取汁，冲服蛤蚧粉5克，每日2克。适用于性高潮障碍。

食疗养生

合欢皮酒　安神健脑，止痛消肿

组成：

合欢皮100克，料酒500克。

做法及用法：

将合欢皮掰碎，浸于料酒中，密闭后置阴凉处。每日摇动1~2次，14天后开封过滤饮酒即可。

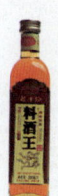

料酒

功效：

此酒可安神解郁、治疗跌打损伤、消肿止痛。

夜交藤

养血安神，祛风通络

别　　名	首乌藤。
性能功效	性平，味甘。归心、肝、脾、肾经。养血安神，祛风通络。
用法用量	水煎服，10～30克。

功效主治

◎用于阴血亏虚引起的虚烦、失眠、多梦等，常与合欢皮配伍使用。
◎用于血虚肢体酸痛、风湿痹痛等。
◎外洗用于皮肤疮疹瘙痒等。

用药禁忌

躁狂属实火者慎服。

古今药方

改善疥疮

夜交藤200克，水煎，每日分早、晚2次外洗。10岁以下儿童用量减半。用药后还需注意勤换洗内衣、被褥。

食疗养生

夜交藤小米粥　滋阴安神

组成：

夜交藤、炒酸枣仁、桂圆肉、茯神各15克，小米150克。

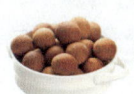
桂圆

做法及用法：

夜交藤、炒酸枣仁、茯神用水浸泡10分钟，煎汁。将煎好的药汁与桂圆肉、小米一同煮粥即可。每日早晚服用。

枣香夜交藤粥　补血安神，祛风通络

组成：

夜交藤50克，粳米80克，白糖适量，大枣（去核）2个。

做法及用法：

将夜交藤用温水浸泡30分钟，以水煎，过滤留汁。将药汁、粳米、大枣、白糖一同放入砂锅中，加800毫升水煮粥。每晚睡前1小时温服，10日为1个疗程。

功效：

适用于心烦失眠、倦怠无力、顽固性失眠、风湿痹痛等。

灵芝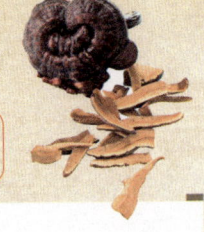

安神、益寿、固本之良药

别　　名	灵芝草。
性能功效	性平，味甘。归心、肺、肝、肾经。补气安神，止咳平喘。
用法用量	水煎服，6～12克；研末吞服，1.5～3克。

功效主治

用于虚劳、头昏、咳嗽气喘、消化不良、体虚乏力、饮食减少、失眠健忘、高血压、高脂血症、冠心病、慢性肝炎、恶性肿瘤等。

用药禁忌

◎灵芝忌与茶、海鲜同食。
◎民间常用的一种保健酒是灵芝酒。

古今药方

养阴清热

鲜地黄20克，灵芝15克，西洋参、枇杷叶各10克，水煎，去渣留汁。每日1剂，分早晚2次服。有防治失眠咯血的作用并有凉血止血、养阴清热的功效。

第九章 解表类养生中药

辛温解表药

香薷

发汗解暑，行水散湿

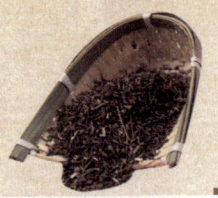

别　　名	香茹、香草、紫花香茅、蜜蜂草。
性能功效	性微温，味辛，无毒。归肺、脾、胃经。利水消肿，解表清热。
用法用量	煎汤或研末。3～9克。

常用配伍

香薷＋**白扁豆**
（解表祛湿）（祛暑和中）
作用： 两者配伍，可加强祛暑和中的作用，多用于夏令感寒吐泻。

香薷＋**白术**
（解表和中）（健脾化湿）
作用： 两者配伍，有消暑化湿的作用，多用于夏令感寒、吐泻腹痛及寒湿内蕴引起的水肿。

功效主治

用于暑湿感冒、恶寒发热、头痛无汗、胸痞腹痛、呕吐腹泻、水肿等症。

用药禁忌

◎多汗表虚者忌服。
◎气虚火盛、阴虚有热者忌服。

食疗养生

薄荷香薷茶 清热祛湿，消暑利水

组成：

薄荷4克，香薷、淡竹叶各3克，车前草5克。

做法及用法：

将香薷、淡竹叶、车前草用水过滤。将过滤后的材料与薄荷一同放入砂锅中，加3碗清水，煎沸5分钟，去渣取汁即可饮用。代茶温饮，每日1~2剂。

功效：

薄荷、香薷能发汗解表、利尿退肿；淡竹叶三者搭配能清热解毒的车前草，非常适合炎热潮湿的夏季饮用。适用于暑热感冒，胸闷、烦渴、小便短赤者。

香薷饮 解表散寒，化湿和中

组成：

香薷10克，白扁豆、厚朴各5克。

做法及用法：

将所有药材用水煎服，每日1剂。

功效：

用于恶寒发热、无汗胸闷、腹痛吐泻等。

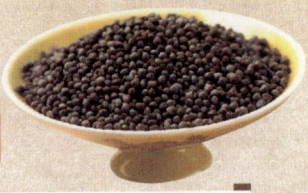

紫苏

行气宽中，清痰利肺

别　　名	白苏、苏麻、苏草。
性能功效	性温，味辛。归肺、脾经。用于解表理气、清痰宽肠。
用法用量	生食、煎汤或捣敷。4～9克。

常用配伍

紫苏 + 藿香
（解表理气）（温中化湿）
作用： 两者配伍，多用于改善外感风寒挟湿证、腹痛、吐泻等。

紫苏 + 黄连
（理气安胎）（清热止呕）
作用： 两者配伍，有清热燥湿、安胎的作用，多用于妊娠呕吐、心烦不安、胃肠湿热等。

功效主治

用于感冒胸闷、恶寒发热、咳嗽、气喘、胎动不安、胸腹胀满、呕吐及鱼、蟹中毒等症。

用药禁忌

体虚乏力兼气短者、溃疡病患者、糖尿病患者、婴幼儿、老年人忌服。

食疗养生

紫苏葱白方　缓解风寒感冒

组成：

紫苏3克，葱白、姜各适量。

做法及用法：

紫苏研为细末，与葱白、姜共捣为泥状，涂敷于脐部，外盖无菌纱布，用胶布固定，热水袋外熨。每日2次，每次10～20分钟。1～2日后即有明显疗效。

苏羌茶　清热解表

组成：

紫苏5克，羌活、茶叶各9克。

做法及用法：

以上三味材料共研粗末，以沸水冲泡即可。或直接将三味材料入锅煎煮，煮沸后续煮10分钟即可取汁饮用。每日1剂，随时温服。

功效：

《本草纲目》中记载紫苏可"行气宽中，清痰利肺，和血，温中，止痛，定喘"。此茶适用于因风寒感冒所引起的恶寒发热、肢体酸痛等。

防风

祛风解表，除湿止痛

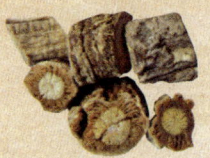

别　　名	关防风、东防风。
性能功效	性微温，味辛、甘。归膀胱、肝、脾经。用于祛风除湿，解表止痛。
用法用量	煎汤或入丸、散。4.5~9克。

常用配伍

防风 + **天南星**
（祛风除湿）（祛经络风痰）

作用： 两者配伍，可加强祛除风湿、通络除痰的作用，多用于改善外邪引起的风痰壅滞经络头痛、身痛及身体麻木等。

防风 + **苍术**
（散风解表）（祛风除湿）

作用： 两者配伍，有祛风除湿、活络止痛的作用，多用于风湿痹痛及脾湿感染受风引起的水泻等。

功效主治

用于风寒感冒、头痛、风湿痹痛、风疹瘙痒、破伤风、骨节酸痛等症。

用药禁忌

◎阴血亏虚、病不因风湿者忌服。
◎血虚痉急或头痛不因风寒者忌服。

食疗养生

防风茶　疏风解毒，祛湿止痛

组成：

防风6克，甘草3克。

做法及用法：

用开水冲泡材料。代茶饮。

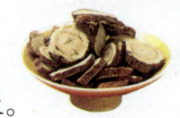
甘草

功效：

甘草有清热解毒、祛痰止咳、治疗脘腹胀痛的功效；防风有祛风解表的功效。此茶适用于清热解毒，解表祛湿、止痛等。

防风葱白粥　解表散寒，温通宣窍

组成：

粳米50克，葱白、香菜、防风、盐各适量。

做法及用法：

粳米洗净，浸泡至软，煮粥；葱白和香菜洗净，切碎。待粥煮熟时，放入葱白、防风和香菜，再加少许盐调味即可。

功效：

此粥适合感冒发热，有鼻塞、流清鼻涕、怕冷头痛的1岁宝宝食用。

辛凉解表药

葛根

解肌透疹，生津止渴

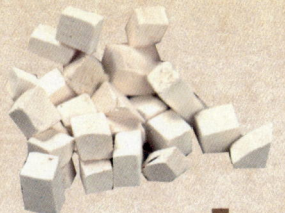

别　　名	粉葛、甘葛、葛藤。
性能功效	性凉，味甘、辛。归脾、胃经。用于健胃生津、消渴透疹。
用法用量	煎汤或捣汁。9～30克。

常用配伍

葛根 + 薄荷
（散热透疹）（清目利咽）

作用：两者配伍，相须为用，可加强散风热、透疹的作用，多用于风热头痛、咽喉肿痛及麻疹不透等症。

葛根 + 山药
（健胃生津）（健脾止泻）

作用：两者配伍，有健脾胃、生津液的作用，多用于热病腹泻伤津和脾胃虚弱导致的泄泻，与白扁豆同用，健脾化湿效果更好。

功效主治

用于外感发热性头痛、口渴、消渴、麻疹不透、热疹、颈项强痛、泄泻等。

用药禁忌

脾胃虚寒、食少、消化不良者慎服。

食疗养生

葛根汤　　解肌生津，发汗解表

组成：

葛根6克，麻黄、姜各4.5克，炙甘草、芍药、桂枝各3克，大枣6个。

做法及用法：

将上述药材一同加水煎煮，温服。

功效：

麻黄具有发汗、降血糖、利尿、平喘的功效；姜具有缓解腰肩疼痛、防暑降温的功效。此汤适用于生津止渴、解肌止痛、降温发汗的功效。

葛根绿豆菊花粥　　清热除烦，生津止渴

组成：

绿豆60克，粳米100克，菊花10克，葛根粉30克。

做法及用法：

将菊花装入纱布袋，放入锅内加水煮汁，留汁。将绿豆浸泡至胀；粳米淘洗净泡软。将绿豆放入锅内，加入适量水用小火煮至开花；加入粳米煮沸，调入菊花汁，煮至熟烂。葛根粉调至糊状，倒入锅内，稍煮即可食用。

柴胡

疏肝解郁,散表泄热

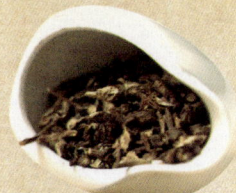

别　　名	柴草、茹草、香柴胡、茈胡。
性能功效	性平,味苦。归肝、胆、心包经。解郁调经,退热和解。
用法用量	煎汤或入丸、散。3~9克。

常用配伍

柴胡 + 薄荷
(疏肝解郁)(凉散疏肝)
作用: 两者配伍,可加强益气养血、解郁的作用,多用于情志不畅、胸胁满闷、月经不调等。

柴胡 + 白芍
(疏肝解郁)(养肝敛阴)
作用: 两者配伍,可疏肝解郁、和血止痛,多用于改善目眩头晕、胸胁胀痛及月经不调等。

功效主治

用于感冒发热、胸胁胀痛、月经不调、子宫脱垂、脱肛等症。

用药禁忌

◎肝阳上亢、肝风内动、阴虚火旺及气机上逆者忌用或慎用。
◎忌水浸。

食疗养生

止盗汗茶　退热止汗

组成：

柴胡9克，胡黄连10克，糯稻根20克。

做法及用法：

将上述材料用水过滤。将过滤后的材料放入锅中，加3碗水煎煮，前二煎分作2次服，可煎4次。可每日服用1剂。

功效：

柴胡可治阳气下陷、疏肝解郁、散风退热；胡黄连能退虚热，去燥湿；糯稻根是常用的除热止汗药。故此茶饮具有退热、滋阴凉血、疏泄肝气的功效，可辅助治烘热盗汗。

柴胡疏肝粥　疏肝解郁，理气宽中

组成：

柴胡、白芍、香附、枳壳、川芎、甘草、麦芽各10克，粳米100克，白糖适量。

做法及用法：

将上七味药煎取浓汁，去渣。粳米淘净，浸泡至软，与药汁同煮成粥。待粥熟时，加入白糖稍煮即可。每日2次，温热服用。

菊花

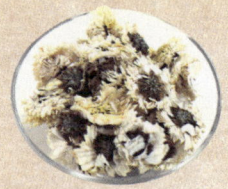

养肝明目，解毒消肿

别　　名	秋菊、寿客、金英、陶菊等。
性能功效	性微寒，味甘、苦。归肺、肝经。疏风泄热，明目消肿，解毒。
用法用量	煎汤，泡茶或入丸、散。10～15克。

常用配伍

菊花 + **金银花**
（清热解毒）（清心胃热毒）
作用： 两者配伍，可加强清热解毒的作用，多用于各种疔疮中毒和热毒血痢等。

菊花 + **天麻**
（清热息风）（平肝定惊）
作用： 两者配伍，有平肝息风的作用，多用于肝阳亢旺引起的头痛、眩晕。

功效主治

用于风热感冒、咽喉肿痛、目赤肿痛、风火头痛、鼻炎、支气管炎、痈疖疔毒、丹毒、湿疹、皮肤瘙痒、口疮等症。

用药禁忌

◎脾胃虚寒、食少泄泻者慎服。
◎过敏体质者慎服。

食疗养生

桑菊竹叶茶 清热明目

组成：

桑叶、菊花各5克,苦竹叶30克,薄荷3克,白茅根25克,白糖适量。

做法及用法：

将以上材料放入杯内,开水冲泡10分钟即可饮用。或把所有材料放入锅内,加3碗水煎煮5分钟,最后调入白糖即可。代茶频饮。

菊花苹果茶 清热润肺

组成：

苹果1个,白菊花4朵,大枣5个。

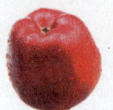
苹果

做法及用法：

苹果洗净,去皮、核,切成小块；白菊花、大枣分别洗净备用。锅中加入适量水,将苹果块、大枣放入锅中,用大火煮沸,然后转小火继续慢煮30分钟。锅中加入白菊花继续煮10分钟即可。代茶频饮,每日2剂。

功效：

此茶适用于咽喉干燥、干咳无痰者。

薄荷

发散风热，利咽止痒

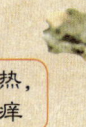

别　　名	夜息香、鱼香菜、狗肉香。
性能功效	性凉，味辛。归肺、肝经。解表清热，利咽解郁。
用法用量	煎服，泡茶，研末。3~6克。

薄荷为多年生草本植物，具有清热解郁、清利头目、利咽透疹的功效。李时珍曾在《本草纲目》中记载薄荷能"利咽喉、口吃诸病"。现代医学认为薄荷有镇痛、解热、祛痰、消炎、止痒的功效。

常用配伍

（薄荷 + 夏枯草）
（疏肝解郁）（疏肝泄火）
作用： 两者配伍，可加强疏肝泄热的作用，多用于肝火过盛引起的目赤肿痛等。

（薄荷 + 桔梗）
（疏风散热）（宣肺利咽）
作用： 两者配伍，具有清热利咽的作用，多用于缓解咽喉肿痛。

功效主治

用于外感风热、头痛目赤、咽喉肿痛等症。

用药禁忌

体虚多汗、阴虚血燥者忌服。

食疗养生

薄荷绿茶　缓解疲劳，解渴消热

组成：

鲜薄荷5~6片，绿茶、冰块、蜂蜜各适量。

蜂蜜

做法及用法：

绿茶用沸水冲泡好，滤取茶汁备用。将冰块加入带盖的杯中，依次加入蜂蜜、薄荷，最后将绿茶倒入杯内，盖上盖子，来回摇动8~10次后即可饮用。代茶频饮。

功效：

薄荷具有清热解乏、清利头目、缓解压力等功效；绿茶具有提神醒脑、利尿解渴的功效。此茶适用于消除烦热、缓解暑热。

醒脑清乏茶　清热解乏，缓解压力

组成：

薄荷叶5片，柠檬3片，西洋参3克，蜂蜜适量。

做法及用法：

将薄荷叶、柠檬、西洋参一同放入杯中，用沸水冲泡，加盖闷10分钟左右。待茶凉至40℃左右，调入适量蜂蜜即可。

柠檬薄荷香　提神解闷

组成：

柠檬3~5个，新鲜薄荷8片，蜂蜜适量。

做法及用法：

将新鲜薄荷叶放入制冰盒，加入适量清水，放入冷藏室制成薄荷冰块。柠檬洗净去皮，榨成汁，加入薄荷冰块、适量白开水、蜂蜜调拌均匀即可。代茶频饮。

功效：

此茶能帮助消除胀气、清热消暑、提神解闷。

薄荷甘草茶　疏风散热，帮助发汗

组成：

薄荷叶5克，甘草6克，白糖适量。

做法及用法：

薄荷叶和甘草用水过滤，沥干备用。将薄荷叶、甘草放入杯中，用沸水冲泡，加盖闷泡5分钟左右。饮用时依个人口味调入适量白糖即可。每日2剂，代茶频饮。

功效：

此茶饮具有发汗解表、疏风散热的功效。

第十章 泻下类养生中药

攻下药

大黄

缓解积滞便秘之要药

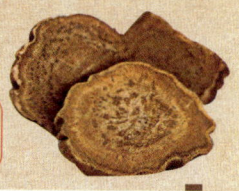

别　　名	将军、川军。
性能功效	性寒，味苦。归脾、胃、肝、心包、大肠经。清热泻火，凉血解毒。
用法用量	水煎服，5~15克。外用适量。

大黄为蓼科植物掌叶大黄、唐古特大黄或药用大黄的根茎，一般秋末茎叶枯萎或次春发芽前采挖，风干、烘干或晒干。大黄具有泻下攻积、止血、解毒、活血祛瘀等多种功效，是缓解积滞便秘之要药，并以其攻下泻实之力而闻名，自古皆称其为"将军"。

常用配伍

大黄 + 牡丹皮

（凉血破瘀）（凉血泄热）

作用： 两者配伍，可加强活血化瘀、止痛的作用，多用于改善瘀血腹痛、便秘等。

大黄 + 甘草

（清热泻火）（保护胃气）

作用： 两者配伍，有护胃消食的作用，多用于改善宿食停滞、食后即吐者。

慧眼识真伪

正品大黄，根呈圆柱形、圆锥形或不规则块状，外皮棕褐色，除去外皮表面黄棕色至红棕色，质坚实，断面淡红棕色，木部发达，具放射纹理，根茎横切面髓部较宽，可见星点，排列呈环状或散状，气清香，味苦而微涩，嚼之粘牙，有沙砾感。

功效主治

◎用于大便燥结、热结便秘等属实证者。
◎用于火热上炎引起的目赤、咽喉肿痛、牙龈肿痛等。
◎用于血热妄行引起的吐血、咯血等。
◎用于瘀血凝滞引起的产后腹痛、月经不调、跌打损伤等。
◎外敷用于热毒疮疖及烧烫伤。

用药禁忌

◎大黄入煎剂应后下，或用沸水泡服，否则会减弱药效。
◎服用大黄后，其色素会从小便或汗腺中排泄，故小便、汗液可出现黄色。
◎女性胎前产后及月经期要忌用。
◎脾胃虚弱、气虚、无积滞或无瘀结者忌用。
◎哺乳期妇女忌用，否则婴儿吮食乳汁可能引起腹泻。

古今药方

改善外痔

大黄50克,水煎1分钟,加入鸡蛋2个,再煮20分钟,早、晚各1次,煮过鸡蛋的水,晚上用来洗患处。

改善腮腺炎

大黄1.5~3克,研末,用醋适量调糊,涂于纱布上,厚2~3毫米,外敷患处,用胶布固定,连续3~5日。

改善湿性脚癣

大黄、扁蓄各10克,蛇床子15克。水煎,过滤留汁,泡脚,每日1次。另用癣药水外涂患部,早、晚各1次。患湿性脚癣者,可尝试该方。

改善月经不调

大黄适量,将其烘干后研末,以温水送服。月经结束后开始服药,早、晚各1次,每次1克。

食疗养生

大黄止痛茶　缓解胃火及牙痛

组成：

大黄15克，生石膏30克。

做法及用法：

将大黄用水过滤。将过滤后的大黄和生石膏放入砂锅中，20分钟后滤渣取汁液即可。代茶饮，每日1剂。

功效：

大黄可清热泻火，生石膏可用于除三焦之热，解肌发汗，止渴除烦，清热泻火。此茶可清热泻火，缓解胃火牙痛、牙床腐烂出血症。

消脂降火茶　清热泻火，轻身通便

组成：

绿茶5克，大黄2克。

做法及用法：

将绿茶、大黄一同放入茶壶中，用沸水冲泡，10分钟后饮用。每日1剂，可分2次饮用，大黄可连续冲泡。

绿茶

功效：

此茶适用于高血脂及肥胖症，还可延缓衰老。

番泻叶

泻热导滞，通便利水

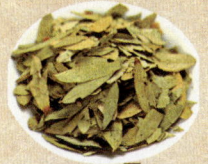

别　　名	泡竹叶。
性能功效	性寒，味苦。归大肠经。泻下通便。
用法用量	温水泡服，1.5～3克；水煎服2～6克，宜后下。

常用配伍

番泻叶 + 当归
（泻下通便）（活血润肠）
作用： 两者配伍，有活血润燥、导滞通便的作用，多用于改善便秘。

番泻叶 + 枳实
（泻热导滞）（消积化痰）
作用： 两者配伍，有导致通便、泻热散痞的作用，多用于便秘、腹胀满者。

功效主治

用于热结便秘患者及腹水肿胀者。

用药禁忌

◎番泻叶不宜久服多服，否则会引起肠道炎症性充血和蠕动增加，产生恶心、呕吐、腹痛等不良反应，并导致体内水分不足，皮肤干燥发痒，甚至加重便秘。
◎可与木香、藿香等药物同用，以减少其不良反应。

古今药方

缓解便秘

番泻叶6克,生玉竹15克。水煎,过滤留汁,加入蜂蜜适量。适用于大便干结或不通者。

断乳

番泻叶4克,沸水冲泡,代茶饮。适用于因病或其他原因不能授乳,或婴儿长至两岁左右需断奶者。

食疗养生

番泻叶鸡汤　益气养血,润燥通便

组成:

番泻叶6克,菠菜少许,鸡蛋1个,盐、味精各适量。

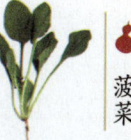

菠菜

做法及用法:

番泻叶水煎,滤渣留汁,倒入打碎的鸡蛋,加菠菜、盐、味精,煮沸即成。

功效:

适用于实热型便秘者。

芦荟

泻下，清肝，杀虫

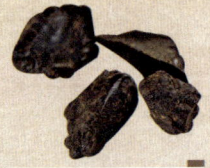

别　　名	奴会、讷会、象胆。
性能功效	性寒，味苦。归肝、胃、大肠经。泻下通便，清肝，杀虫。
用法用量	入丸、散服，每次1~2克。

常用配伍

芦荟 + 胡黄连
（泻热通便）（清热燥湿）
作用： 两者配伍，可清肠泄热，多用于小儿疳积消瘦、发热潮热、不思饮食。

芦荟 + 天竹黄
（导积通便）（清热化痰）
作用： 两者配伍，有凉肝泻热、凉心定惊的作用，多用于癫痫、中风、痰热咳喘等。

功效主治

◎用于热结便秘、习惯性便秘等属实证者。
◎用于肝经火盛引起的头晕、胁痛、目赤、躁狂等。
◎用于小儿虫积腹痛或疳积等。
◎用于防治溃疡，促进伤口愈合。

用药禁忌

◎芦荟有臭气，不入煎剂。
◎脾胃虚寒者、孕妇及下部有出血倾向者忌用。

古今药方

缓解烫伤

取芦荟叶1片以冷开水洗净,取汁擦洗烫伤患处,每日2~3次。具有凉血止痛的功效。

缓解擦伤

取芦荟叶适量,先用热水冲洗消毒,切开,用分泌液涂于伤处。每日数次,可达到止血止痛的效果。

食疗养生

芦荟蜂蜜茶 增强皮肤弹性

组成:

新鲜芦荟200~250克,蜂蜜适量。

做法及用法:

将新鲜芦荟洗净,用刀去除绿色部分的叶皮,留下透明的叶肉,切小丁。将切成小丁的芦荟放入小锅中,加入200毫升清水煮沸,放凉。依据个人口味调入蜂蜜拌匀,即可饮用。每日1剂,代茶温饮。

峻下逐水药
牵牛子

泻下逐水,杀虫止痛

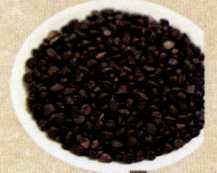

别　　名	黑白丑。
性能功效	性寒,味苦,有毒。归肺、肾、大肠经。泻下逐水,去积杀虫。
用法用量	水煎服,3~9克。

常用配伍

牵牛子 + **沉香**
(泻下通利)(温阳化气)

作用: 两者配伍,可加强降泄通利的作用,多用于脾肾阳虚所致的水肿腹胀、四肢肿胀等。

牵牛子 + **小茴香**
(泻水通便)(补肾散寒)

作用: 两者配伍,有温阳利水的作用,加姜汁用于水饮诸疾。

功效主治

◎用于热结便秘者。
◎用于急性积滞、肠道闭塞等。
◎用于蛔虫、姜片虫等引起的腹痛。

用药禁忌

体质虚弱、脾胃虚弱或气虚腹胀者及孕妇忌用。

古今药方

杀虫驱蛔

炒牵牛子60克,炒槟榔30克,使君子肉50粒。研末,每次3~5克同白糖适量和匀后1次服下,每日1次,连续3日。适用于小儿蛔虫病。

泻火止呕

黑牵牛120克,酒炒马蹄大黄45克,槟榔、枳实、厚朴、三棱、莪术各18克。上述材料研末制丸,如菜子大,空腹时服用。适用于内热腹痛、热气上冲而呕等。

食疗养生

蜂蜜牵牛子丸　散热降火,通便

组成:

牵牛子(黑)30克,桃仁15克,蜂蜜适量。

做法及用法:

将所有药材捣碎,加入适量蜂蜜调匀,制成药丸,每丸10克。每日饭前1次,每次2丸,连续7日为1个疗程。

火麻仁

润肠通便之良药

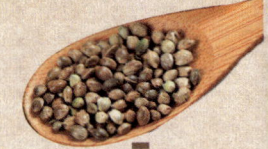

别　　名	大麻仁、麻子仁。
性能功效	性平，味甘。归脾、胃、大肠经。润肠通便。
用法用量	水煎服，10～15克，打碎入煎。

常用配伍

火麻仁 + 当归
（润燥通便）（养血润燥）
作用： 两者配伍，可加强润燥滑肠的作用，多用于热病津枯、老年津血亏乏、血虚便秘等。

火麻仁 + 苏子
（润燥通便）（滑肠通便）
作用： 两者配伍，有润燥通便的作用，多用于产后大便不通、老年津枯便秘等。

功效主治

◎用于老人、产妇、体弱者肠燥便秘。
◎用于血虚头发脱落不生者。

用药禁忌

◎火麻仁不宜大量食用，以免引起中毒。
◎孕妇不宜长期大量服用。
◎火麻仁不宜与牡蛎、白薇、茯苓等配伍使用。

第十一章 消导类养生中药

山楂

消食化积、行气散瘀之要药

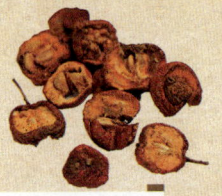

别　　名	红果、胭脂果。
性能功效	性微温，味酸、甘。归脾、胃、肝经。消食化积，行气散瘀。
用法用量	水煎服，10～15克，大剂量可用到30克。

《本草纲目》中记载："山楂化饮食，消肉积、癥、痰饮、痞满吞酸、滞血痛胀。"《随息居饮食谱》中记载，山楂能够"醒脾气，消肉食，破淤血，散结消胀，解酒化痰，除疳积，止泄痢"。

常用配伍

山楂（消食导滞） + **陈皮**（理气健脾）

作用： 两者配伍，有理气消食的功效，多用于改善气滞积食引起的脘腹胀满、食欲不振等症。

山楂（消积化滞） + **木香**（健脾消食）

作用： 两者配伍，有消食导滞、行气止痛之功效，多用于改善消化不良、脘腹胀满等症。

慧眼识真伪

正品山楂，呈球形或梨形，表面深红色，有光泽，满布灰白色细斑点，干品常为3～5毫米厚的横切片，多卷缩不平，果肉深黄色至浅棕色，切面可见5~6粒淡黄色种子,有的种子已脱落,有的片上可见短果柄或下凹的花萼残迹。野山楂,呈类圆球形,间有切成半球形或压扁成饼状,表面棕色至红棕色,有细纹及小斑点,果肉薄,棕红色,果皮常皱缩,种子5粒,土黄色,核大,质坚硬。广山楂容易和山楂混淆,其为类圆形,外皮棕红色至紫棕色,果肉为淡棕红色,中部横切片可见5个子房室,每室有2粒种子,种子皮薄而易碎。

功效主治

◎促进消化,用于油腻肉食引起的食积。
◎用于产后瘀阻腹痛、恶露不尽、血瘀、闭经、痛经等。

用药禁忌

◎脾胃虚弱者及孕妇应慎服。
◎不宜与海鲜、人参、柠檬同食。
◎胃酸过多、十二指肠溃疡和龋齿者忌食。

古今药方

降血压,降血脂

山楂15克,洗净,切片,水煮沸5分钟即可,代茶饮。适用于单纯性肥胖、高脂血症、高血压、冠心病等。

滋补肝肾,消食化积

山楂30克,枸杞子15克。两者沸水冲泡30分钟,上、下午各1次。适用于慢性胃炎、神经衰弱、眩晕等。

益智,醒脑,宁心

山楂30克,石菖蒲15克。两者沸水冲泡10分钟,每日1剂,代茶饮。适用于心情郁闷、头晕胀痛、记忆力下降等。

食疗养生

肉桂山楂饮 开胃健脾

组成:

肉桂3克,山楂肉10克,红糖适量。

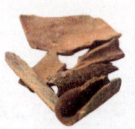

肉桂

做法及用法:

肉桂洗净切块,山楂肉洗净,两者一同放入锅内,加适量水,用大火烧沸后改小火煎煮30分钟,去渣留汁,加入红糖调味即可。

山楂粳米粥　健胃消食

组成：

焦山楂10克，粳米100克。

做法及用法：

焦山楂水煎，过滤留汁，连续2次，加入粳米，煮粥。分早、晚2次服用，连续服用10日。

功效：

适用于食积停滞、腹痛、腹泻、小儿乳食不消等。

山楂拌肉　增强体质，活血通络

组成：

山楂10克，猪后腿肉丝200克，葱段、姜片各10克，葱末少许，盐、花椒粉、梅子醋各适量。

做法及用法：

山楂洗净，放入锅中煮约10分钟出味，放入猪后腿肉丝及葱段、姜片，一起煮熟后捞起，拣去葱段、姜片，拌入盐、花椒粉、梅子醋，再放入葱末拌匀即可食用。

功效：

适用于体虚无力、脂肪聚积等。

鸡内金

消食化积，化结石

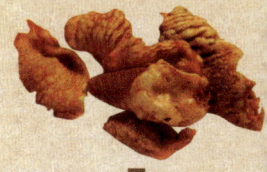

别　　名	鸡肫皮。
性能功效	性平，味甘。归脾、胃、膀胱经。消食健胃，涩精止遗。
用法用量	水煎服，3～10克。

常用配伍

鸡内金（健脾消积）＋ **白术**（健脾益气）

作用：两者配伍，可加强健脾消积的作用，多用于脾胃虚弱、积滞不消引起的脘腹痞闷、胀满等。

鸡内金（消食健脾）＋ **丹参**（活血化瘀）

作用：两者配伍，有祛瘀消积的作用，多用于食积有瘀引起的胃脘痛。

功效主治

◎用于米、面、薯、芋、肉等食积不化、消化不良、小儿疳积等。
◎用于尿路结石、胆结石。

用药禁忌

◎脾虚无积者慎用。
◎研末服用比水煎服用效果好。

古今药方

改善上尿路结石

生鸡内金（研末）250克、核桃仁（研碎）500克混合后，加蜂蜜500毫升，拌匀。每次30克，用沸水冲服，每日早、晚各1次，14日为1个疗程，疗程之间隔7日。需注意服药期间宜多饮水，可配合口服利尿药。服药后做适度的跳跃或上下楼梯的活动，以利于结石的排出。

食疗养生

鸡内金陈皮粥　利胆消石

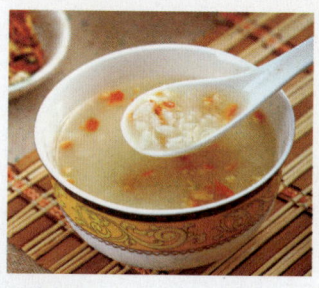

组成：

鸡内金10克，陈皮6克，糯米50克。

做法及用法：

鸡内金、陈皮一同研末，用小火先煎30分钟，加入糯米煮成稠粥，每日分2次空腹食用。

功效：

适用于胆结石患者。

神曲

消食解胀，增加食欲

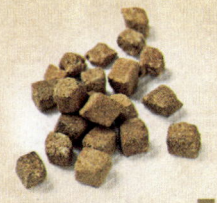

别　　名	六神曲。
性能功效	性温，味甘、辛。归脾、胃经。消食和胃。
用法用量	水煎服，6～15克。消食宜炒焦用。

常用配伍

神曲（导胃肠）＋**人参**（补脾胃）

作用： 两者配伍，相须为用，有健脾和胃的作用，多用于腹部胀满、脾虚积滞、大便溏泄等症。

神曲（化食消积）＋**鸡内金**（消食开胃）

作用： 两者配伍，有化滞开胃的作用，多用于纳呆食少、胃口不开、食滞内停、吐泻等症。

功效主治

◎用于消化不良、食欲不振、肠鸣泄泻等。
◎用于感冒兼有食滞者及产后瘀血、腹痛等者。

用药禁忌

◎脾阴虚、胃火盛者不宜用。
◎孕妇慎用，易引起坠胎。
◎凡外感风热、内热炽盛等不宜单味药服用。

古今药方

减肥消脂

山楂20克,神曲、麦芽、莱菔子、泽泻、云茯苓、草决明、茶叶、藿香、赤大豆、陈皮、夏枯草各7克。水煎,过滤留汁,每日1次。

回乳

神曲30克,炒麦芽25克。水煎服,坚持每日1次。

食疗养生

神曲谷麦粥 健脾开胃

组成:

炒麦芽、神曲、炒谷芽各10克,粳米50克,白糖适量。

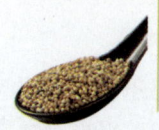
谷芽

做法及用法:

将炒谷芽、炒麦芽、神曲水煎,过滤留汁,加入粳米煮粥,加入白糖。每日分早、晚2次服用。

功效:

适用于小儿厌食、小儿疳积等。

莱菔子 消食兼降气

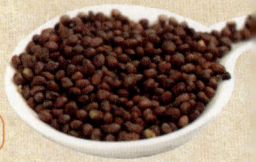

别　　名	萝卜子。
性能功效	性平，味辛、甘。归脾、胃、肺经。消食除胀，降气化痰。
用法用量	水煎服，6~10克。

常用配伍

莱菔子（降气消痰）+ **山楂**（健胃助食）

作用： 两者配伍，可加强消食化积的作用，多用于食滞引起的脘腹胀痛、腹痛、泻痢等。

莱菔子（降气化痰）+ **杏仁**（宣肺止咳）

作用： 两者配伍，有化痰止咳的作用，多用于痰气不利所致的慢性咳嗽。

功效主治

用于食积不化兼脾胃气滞引起的腹胀腹满、嗳气吞酸、腹泻等，尤以消面食积滞为特长。

用药禁忌

◎莱菔子易耗气，无食积、气血虚弱者忌用。
◎不宜与人参同用。

食疗养生

莱菔子粥　行气消积

组成：

莱菔子10克,粳米50克。

做法及用法：

将莱菔子炒至香熟,然后研成细末。将粳米淘洗后浸泡至软,加入适量清水煮粥,待粥将熟时,每次调入炒莱菔子末5克左右,稍煮即可。趁热吃粥约1碗,每日2次,连用2天。

山药莱菔子粥　消食理气，清肠通便

组成：

粳米100克,山药150克,莱菔子50克。

做法及用法：

把莱菔子用纱布袋装好；粳米洗净,浸泡至软。将山药去皮,洗净,切小块,与粳米、纱布袋装的莱菔子、适量清水共煮成粥即可。

功效：

山药有补脾益胃、益气补肾之功效,莱菔子有降气化痰、消食的功效。两者搭配食用,使此粥具有益气消食、润肠通便的作用,适用于消化不良、脘腹胀满者食用。

麦芽

消食消胀，健脾开胃

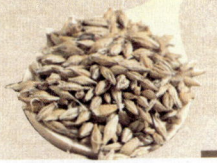

别　　名	大麦芽。
性能功效	性平，味甘、咸。归脾、胃经。消食健胃，回乳消胀。
用法用量	水煎服，10～15克。

常用配伍

炒麦芽 + 神曲
（退乳消胀）（消食调中）
作用： 两者配伍，可加强消食、回乳的作用，多用于食积不消、回乳等。

炒麦芽 + 干姜
（健胃消食）（温中散寒）
作用： 两者配伍，有温胃消食的作用，多用于改善脾胃虚弱等。

功效主治

◎用于因食用米、面、薯、芋等食物引起的积滞不消、腹胀、脾虚食少等。
◎用于乳汁郁结、乳房胀痛、哺乳女性断乳等。

用药禁忌

◎哺乳期不宜服用。
◎脾胃虚弱、痰火哮喘者及孕妇忌服。

古今药方

促进消化

炒麦芽9克,带壳高粱(炒制成炭状)适量,鸡内金6克,红糖少许。水煎服。适用于婴幼儿单纯性消化不良者。

降脂消胀

麦芽、山楂各25克,水煎服,每日分早、晚2次服用。

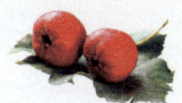
山楂

食疗养生

麦芽茶　　解暑开胃

组成:

麦芽10克,绿茶3克。

做法及用法:

将上两味药放入茶杯中,以沸水冲泡。代茶饮用,每日1~2剂。

功效:

此茶可提神除烦、消食化痰、解暑开胃。

鸡矢藤

消食导滞，止痛解毒

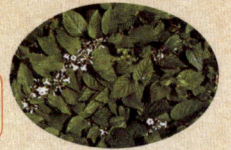

别　　名	臭藤。
性能功效	性微寒，味甘、苦。归心、肝、脾、肾经。消食健胃，清热解毒，止痛。
用法用量	水煎服，15～60克。外用适量。

《生草药性备要》中记载，鸡矢藤"其头治新内伤，煲肉食，补虚益肾，除火，补血，洗疮止痛，消散热毒。其叶擂末，加糖煎食，止痢。"《本草纲目拾遗》中记载，鸡矢藤"中暑者以根、叶作粉食之，虚损者杂猪胃煎服"，"根煎酒未破者消，已溃者敛"。

慧眼识真伪

鸡矢藤与白鸡矢藤具有不同的功效。白鸡矢藤，别名臭皮藤，主要分布于广西、广东、贵州等地。白鸡矢藤叶对生，具柄，叶片卵形、卵状矩圆形至披针形，先端渐尖，基部心脏形，两面均覆盖密集的白色柔毛。白鸡矢藤性平，味甘，其根主治黄疸、腹痛、胃滞(消化不良)，全草主治疟疾。

功效主治

◎用于饮食积滞、小儿疳积、食积腹痛腹泻等。

◎用于风湿痹痛。
◎用于痰多咳喘等。
◎用于咽喉肿痛、风湿痹痛、脘腹疼痛等。
◎用于跌打损伤、女性痛经、神经痛等多种疼痛。
◎鲜品捣烂外敷或煎汤外洗缓解神经性皮炎、疮疡肿毒、湿疹或皮肤瘙痒等。

用药禁忌

缓解胃痛单味煎服或用酒浸饮服即效。

古今药方

改善疥疮

鲜鸡矢藤全草750克,洗净,加水1200毫升,煎煮30分钟,擦洗患处。每次10~15分钟,轻者每日1次,中度至严重者早、晚各1次,5日为1个疗程。用药前先用温水、肥皂冲洗全身。

改善急性胆囊炎、胆石症

柴胡、炒黄芩、鸡内金、青叶胆、栀子、鸡矢藤各15克,金钱草、虎杖各30克,甘草5克。水煎服,每日1剂。适用于急性胆囊炎、胆石症等。

调经止痛

大红袍、鸡矢藤各30克。以水煎,内服,每日1剂。适用于女性痛经者。

缓解痱子

蜜枣10个,鲜鸡矢藤叶30克,红糖少许。将前两味药加水适量,煎煮10分钟,成1小碗药液,加入红糖饮服。每日1剂,连服6~8日。

食疗养生

鸡矢藤煲牛蹄筋 改善贫血

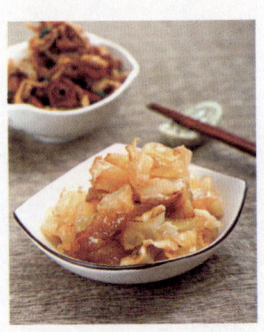

组成:

牛蹄筋100克,补骨脂10克,鸡矢藤30克。

做法及用法:

将牛蹄筋入锅中加水煮20~30分钟,再倒入用纱布包好的补骨脂和鸡矢藤同煮至熟即可。

第十二章 祛风湿类养生中药

桑寄生

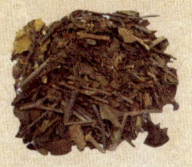

补益肝肾，祛风通络

别　　名	桑上寄生、寓木、宛童。
性能功效	性平，味苦、甘。归肝、肾经。养血安胎，补肝肾，祛风湿。
用法用量	煎汤，浸酒，捣汁饮。9～15克。

常用配伍

桑寄生（养血润筋） + 续断（通利关节）

作用： 两者配伍，可加强祛风湿、通关节的作用，多用于肝肾亏损所致的腰膝疼痛、胎动不安、妊娠腰痛等。

桑寄生（养血安胎） + 阿胶（滋阴止血）

作用： 两者配伍，有养血、安胎的作用，多用于血虚胎动不安、漏血等。

功效主治

◎用于血虚失养的关节不利、筋骨痿软、腰膝酸痛、血虚胎动不安等症。
◎用于祛风湿、养血润筋。
◎用于风寒湿痹及肝肾不足。
◎用于产后乳汁不下。

食疗养生

桑寄生老母鸡汤　适合备孕男女服用

组成：

净老母鸡1只，桑寄生、玉竹各30克，姜末、大枣、盐、味精各适量。

做法及用法：

将净老母鸡取半只斩成块，过油，用姜末爆香备用。桑寄生除去杂质，洗净。将除盐、味精外材料一同放入锅内，加适量清水，大火煮沸后，小火煮3小时熟后，加盐、味精调味即可。

桑寄生茶　补肾养生

组成：

桑寄生10克，大枣（去核）5个，冰糖适量。

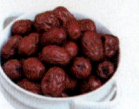

大枣

做法及用法：

将全部材料洗净放入砂锅中，用1000毫升的水煮开，放入冰糖。代茶温饮。

功效：

大枣有养血生津、补中益气的作用。此茶适用于气血不足、胎动不安等症。

威灵仙

祛风除湿，通络止痛

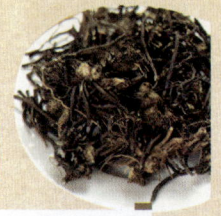

别　　名	百条根、老虎须等。
性能功效	性温，味辛、咸，归膀胱经。祛风除湿，通经畅络，止痛。
用法用量	煎汤，浸酒或入丸、散。3～9克。

常用配伍

威灵仙 + 五灵脂
（通经畅络）（散瘀利脉）
作用：两者配伍，可加强祛风除湿、通经畅络的功效，多用于风湿所致的手足麻木疼痛。

威灵仙 + 川牛膝
（祛风除湿）（活血通经）
作用：两者配伍，可风湿阻滞经络、关节疼痛，多用于缓解下半身痹痛。

功效主治

◎用于风湿痹痛、肢体麻木。
◎用于腰膝疼痛、筋脉拘挛、屈伸不利。
◎用于鱼骨鲠喉等症。

用药禁忌

气虚血弱、无风寒湿邪者忌服。

食疗养生

威灵仙炖猪瘦肉　祛除风湿，通络止痛

组成：

猪瘦肉块250克，威灵仙20克，葱段、姜片、料酒、盐、鸡精、胡椒粉各适量，鸡油30克。

做法及用法：

将威灵仙洗净后切碎置于砂锅内，加入清水用大火烧沸，再用小火煎煮25分钟后滤渣取汁。将所有材料及调料置于锅内，加入清水以大火烧沸，再用小火炖煮35分钟即可。

威灵仙炒芹菜　祛风湿，平肝热

组成：

芹菜段500克，威灵仙20克，姜片、葱段、盐、鸡精各适量。

做法及用法：

将威灵仙洗净后切碎，置于砂锅内，加入500毫升清水以大火烧沸，再用小火煎煮25分钟后，滤渣取汁。油锅烧热，爆香姜片、葱段，放入芹菜段、威灵仙汁炒熟，加入盐、鸡精略炒片刻即成。每日1剂，宜常食。

苍耳子

散风除湿,通鼻窍

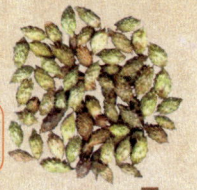

别　　名	苍子、胡苍子、老苍子。
性能功效	性温,味辛、苦,有小毒。归肺经。通鼻窍,止痒,散风祛湿。
用法用量	煎汤或入丸、散。6~9克。

常用配伍

苍耳子 + 白蒺藜
（消风止痒）（解郁散结）
作用：两者配伍,可加强散风止痒的作用,多用于皮肤湿疮、瘙痒、疥癣、白癜风,内服外洗皆可。

苍耳子 + 威灵仙
（发散风湿）（疏通经络）
作用：两者配伍,有散风除湿的作用,多用于风湿痹痛或局部皮肤麻木不适。

功效主治

用于风湿、鼻渊流涕、风疹头痛、湿痹拘挛、风疹疥癣皮肤湿疮等症。

用药禁忌

◎虚性头痛、痹痛禁服。
◎苍耳幼苗有剧毒,禁服。

食疗养生

苍耳炒鸡蛋　　散风止痛

组成：

鸡蛋3个，苍耳子10克，盐适量。

做法及用法：

将苍耳子研成细末，与打散的鸡蛋液拌匀。油锅烧热，倒入苍耳子末与鸡蛋液，煎至鸡蛋熟，加盐和少量清水，煮沸即可。每日1次，趁热食用。连服3日，3日为1个疗程。

苍耳子辛夷花芥菜汤　　利水消暑

组成：

芥菜500克，苍耳子、辛夷花各20克，蜜枣15克，姜3克，盐适量。

做法及用法：

苍耳子、辛夷花用清水洗净，均盛于干净的纱布袋内；芥菜用水洗净，去根须，切块；姜去皮，洗净，切片；蜜枣洗净，备用。将苍耳子、辛夷花、芥菜块、姜片、蜜枣放入已经煲滚的水中，继续煲45分钟，用盐调味即可。

独活

祛风除湿，通痹止痛

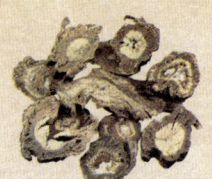

别　　名	羌青、独摇草。
性能功效	性温，味辛、苦。归肾、膀胱经。散风寒、除湿邪，通痹止痛。
用法用量	煎汤，浸酒或入丸、散。3～9克。

常用配伍

独活 ＋ 细辛

（祛风除湿）（祛风散寒）

作用： 两者配伍，可加强散寒、祛风、通痹止痛的作用，多用于下肢痹痛。

独活 ＋ 桑寄生

（通痹止痛）（养肝益肾）

作用： 两者配伍，可用于风湿痹证、肝肾不足、腰膝酸痛、关节筋脉失养等。

功效主治

◎用于改善风寒湿痹。
◎用于下肢疼痛，散寒止痛。
◎用于少阴伏风头痛齿痛等症。
◎用于抗炎、降压、抗菌、抗肿瘤等。
◎用于中风湿冷，奔喘逆气。

用药禁忌

阴虚血燥者慎服。

食疗养生

独活黑豆汤　祛风止痛，通经活血

组成：

独活15克，黑豆100克，蒜瓣20克。

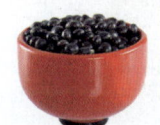

黑豆

做法及用法：

将黑豆洗净，蒜瓣去皮。将所有材料放入砂锅内，加入5碗清水，煎至1碗，饮汤食豆即可。

功效：

此汤有祛风除湿、滋阴活血的功效。

独活煮鸡蛋　治疗头晕

组成：

独活50克，鸡蛋20个。

做法及用法：

独活洗净，砂锅洗净，不要留残油。将独活放入锅中，加水浸泡30分钟。将鸡蛋放入锅中同煮，待鸡蛋煮熟时捞出，剥壳。剥好的鸡蛋再放到锅里继续煮15分钟，使药汁充分浸入鸡蛋。鸡蛋煮好后，把药汤、药渣倒掉。每天早晚各吃1个，3天为1个疗程，连吃2~3个疗程可见效。

木瓜

舒筋活络，除湿和胃

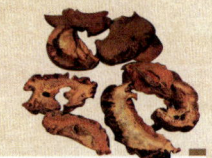

别　　名	皱皮木瓜、铁脚梨。
性能功效	性温，味酸、涩。归肝、脾、胃、肺经。舒筋活络，和胃化湿。
用法用量	水煎服，6~9克。

功效主治

◎用于风湿痹痛引起的筋脉拘挛、腰膝关节酸重疼痛等。

◎用于肝脾不和引起的吐泻转筋、脚气水肿等。

◎用于消化不良和便秘。

◎用于辅助治疗皮外伤或其他外伤。

◎用于去痰，止痢。

◎用于排除体内的余毒素。

用药禁忌

◎脾胃虚寒或体虚者不宜多食，易致腹泻。

◎湿热偏盛、小便淋闭者慎用。

◎木瓜中的番木瓜碱有小毒，每次食量不宜过多。

◎孕妇不宜吃木瓜的主要原因在于木瓜会引起子宫收缩腹痛，但不会影响胎儿。

丝瓜络

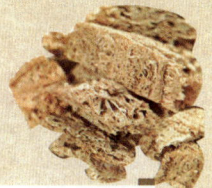

通行经络之佳品

别　　名	丝瓜网、丝瓜壳、瓜络。
性能功效	性凉，味甘。归肺、胃、肝经。祛风，通络，活血化湿。
用法用量	水煎服，4.5~9克。外用适量。

丝瓜络体轻通利，可通行经络，消肿通乳、利尿解毒的功效。李时珍曾在《本草纲目》记载，丝瓜"能通入脉络脏腑，而去风毒，消肿化痰，祛痛杀虫及治诸血病也"。

功效主治

◎用于风湿痹痛、手足拘挛、关节疼痛等。
◎用于胸胁胀痛。
◎用于乳痈、乳汁不通、咳嗽痰多等。

古今药方

改善急性乳腺炎

丝瓜络、全瓜蒌各30克，水煎，过滤留汁，再加入红糖适量，趁热服用，每日1剂，连服至见效止。

桑枝

善于缓解上肢风湿痹痛

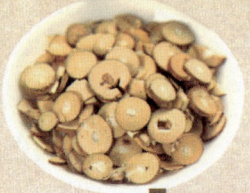

别　　名	桑条。
性能功效	性平，味微苦。归肝经。祛风湿，利关节。
用法用量	水煎服，9～15克。外用适量。

慧眼识真伪

桑枝于每年的春末夏初进行采收，其表面呈灰黄色或黄褐色，外形呈长圆柱形，长短不一，直径约0.5～1.5厘米，表皮有多数黄褐色点状皮孔及细皱纹，质地较坚硬。气微，味淡。以质嫩，断面呈黄白色者为佳。

功效主治

◎用于肩臂关节风湿酸痛麻木。
◎用于水肿、小便不利、脚气水肿等。
◎用于喘嗽逆气、中风歪斜、咳嗽、壮肺气、燥湿、滋肾水、通经等。

用药禁忌

若偏寒者配桂枝，以增温经之功；若偏热者配络石藤、忍冬藤，以增清热之效。

路路通

祛风活络，利水通经

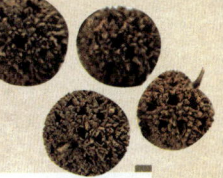

别　　名	枫实、枫果枫球子。
性能功效	性平，味苦、微涩。通行十二经。祛风活络，利水，通经。
用法用量	水煎服，5~9克。外用适量。

慧眼识真伪

路路通气微香，味淡，以色黄、无泥、无果柄者为佳。表面呈灰棕色至棕褐色，基部有圆柱形果柄，长3~4.5厘米，易折断或仅具果柄痕。小蒴果顶部可见种子，发育不完全的种子比较细小，表面呈黄棕色亚棕褐色，发育完全者较少，外形呈扁平长圆形，具翅，颜色为褐色。

功效主治

◎用于风疹瘙痒，能祛风止痒，内服、外用均可。
◎用于风湿关节痹痛、麻木拘挛、水肿胀满、小便不利、乳少、经闭等。

用药禁忌

◎阴虚或月经过多者忌用。
◎孕妇忌用。

五加皮

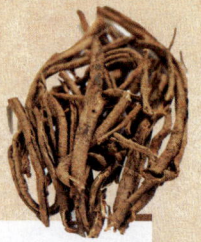

祛风湿，强筋骨

别　　名	南五加皮。
性能功效	性温，味辛、苦。归肝、肾经。祛风湿，补肝肾，强筋骨，利水。
用法用量	水煎服，4.5～9克；或适量入丸、散。

常用配伍

五加皮 ＋ 威灵仙
（强健筋骨）（疏通经络）
作用： 两者配伍，有祛风湿、强筋骨、止疼痛的作用，多用于风湿痹痛。

五加皮 ＋ 远志
（祛风除湿）（祛湿痰、利窍）
作用： 两者配伍，有祛风湿、祛湿痰、利窍的作用，多用于皮肤湿肿、骨节疼痛。

功效主治

◎用于风湿痹痛、四肢拘挛等。
◎用于肝肾不足所引起的筋骨痿软、小儿行迟、体虚乏力等。
◎用于水肿、脚气、缓解关节疼痛等。

用药禁忌

阴虚火旺者慎用。

古今药方

活血，抗感染

五加皮156克，紫草93克，将两者均研碎后浸入80%酒精8000毫升中，密封，24~48小时后，加入薄荷脑93克、冰片31克，溶解后过滤，搅匀即可。清洁创面，再将药液喷于创面，每次喷1~10下，每日4~5次。适用于Ⅰ度、Ⅱ度烫伤或烧伤。

食疗养生

五加皮牛肉烧 强筋健骨

组成：

五加皮、杜仲各8克，牛肉250克，橄榄菜段100克，葱段、姜末、胡萝卜片各适量，水淀粉半小匙，米酒、盐、酱油、香油各少许。

做法及用法：

五加皮、杜仲入砂锅，加1碗水，煮成半碗药汁；橄榄菜段加水、盐及米酒氽烫，捞起。牛肉洗净，切片，放入姜末、米酒、酱油、香油、水淀粉搅拌均匀，腌渍20分钟。爆香葱段，加入牛肉片拌炒，倒入药汁、胡萝卜片炒熟即可。

五加皮乌鸡汤　补肝益肾，祛风除湿

组成：

乌鸡块90克，五加皮15克，巴戟天8克，杜仲20克，盐、味精各适量。

做法及用法：

将所有材料入砂锅中同煮2小时，熟后加入调料调味即可。

五彩鸡丁　强身壮体，延缓衰老

组成：

鸡胸肉250克，五加皮100克，胡萝卜半个，黄、红甜椒各1/4个，香菇4朵，鸡蛋（打散）1个，毛豆、盐、香油、胡椒粉、水淀粉各适量。

做法及用法：

鸡胸肉切成小丁块，加少许盐、胡椒粉、水淀粉、鸡蛋液拌匀；五加皮加适量水熬煮，取汁备用。香菇泡水切丁；胡萝卜洗净，切丁，氽烫至熟；红、黄甜椒切丁；毛豆氽烫至熟。油锅烧热，放入拌好的鸡丁，待鸡丁快熟时入香菇丁炒熟，再放入胡萝卜丁、甜椒丁、毛豆，加盐、五加皮汁快炒，最后加水淀粉勾芡，滴入香油即可食用。

附录 1
根据体质选择中药

体质类型	可选中药
气虚体质	人参、白术、黄芪、党参、山药、太子参、西洋参、大枣、甘草、白扁豆
血虚体质	当归、熟地黄、何首乌、芍药、阿胶、川芎、桂圆肉
阴虚体质	沙参、玉竹、枸杞子、女贞子、麦冬、天冬、五味子、山茱萸、桑椹、黄精
阳虚体质	蛤蚧、冬虫夏草、补骨脂、杜仲、肉苁蓉、菟丝子、续断、淫羊藿
脾虚体质	茯苓、薏苡仁、陈皮、麦芽、芡实、莲子、山药、党参、白术
肾虚体质	牛膝、淫羊藿、肉苁蓉、杜仲、续断、何首乌、黑大豆、龟板、巴戟天、肉桂、胡桃仁

附录 2
根据病症选择中药

泻火	泻三焦火	栀子
	泻小肠火	木通
	泻心火	黄连
	泻肝火	柴胡
	泻肺火	黄芩
	泻肾火	知母
	泻肾虚之火	玄参
	泻胃火	生石膏
	泻脾火	芍药
	泻膀胱火	黄柏
治妇女病	妇人腹痛	香附、吴茱萸
	妇人乳痈	白芷、贝母
	妇人经闭	桃仁、红花
	妇人带下	炒干姜
	妇人难产	川芎

（续表）

	产后恶露不行	益母草
	产后虚热	炒黑干姜
	妇人血崩	炒蒲黄
	妇人诸病	香附
	安胎	黄芩、白术
	乳汁不通	王不留行
治小儿病	小儿疳积	胡黄连
	小儿惊风	朱砂、牛黄
治头面部、四肢病	乌须黑发	何首乌
	口舌生疮	黄连
	伤寒头痛	川芎
	头风痛	白芷
	牙痛	生石膏
	耳鸣	当归
	鼻中生疮	黄芩
	鼻塞声重	防风、荆芥
	暴吐血	大黄、桃仁

(续表)

	眼中云翳	白豆蔻
	眼肿	大黄、荆芥
	翳障	蒺藜
治头面部、四肢病	内障昏暗	熟地黄
	衄血	枯黄芩、芍药
	诸头痛	蔓荆子
	手臂痛	桂枝、羌活
	久吐血	当归、川芎
	肢节痛	羌活
	半身不遂	何首乌、川乌
	中风口眼斜	防风、竹沥
	中风手足搐搦	防风
治中风	中风卒倒不语	细辛
	中风语言蹇涩	石菖蒲
	中风痰气壅盛	木香
	肺热咳嗽	黄芩、桑白皮
	肺痈肺痿	薏苡仁
	肺寒咳嗽	麻黄、杏仁

(续表)

调五脏	腹胀满	大腹皮、厚朴
	胁痛	白芥子、青皮
	脾胃虚弱	白术、山药
	下元虚弱	牛膝、木瓜
	腰痛	杜仲、补骨脂
	腹冷痛	吴茱萸、高良姜
	腹痛	芍药、甘草
	久泻	诃子、肉豆蔻
	久痢白者	白术、茯苓
补气血，调阴阳	补气	黄芪、人参、白术、甘草
	补血	当归、阿胶、熟地黄
	补阳	鹿茸、巴戟天、杜仲
	补阴	枸杞子、麦冬、天冬、石斛
调五脏	久痢赤者	当归、川芎
	大便闭	大黄、芒硝
	小便闭	车前子
	心下痞闷	枳实、黄连

（续表）

	心中懊	栀子、豆豉
	心胃痛	炒栀子、丹参
	宽中	砂仁、枳壳
	健忘	远志、石菖蒲
	不眠	枳实、酸枣仁
	大热谵语	黄连、黄柏
	怔忡惊悸	茯神、远志
	内伤元气	黄芪、人参、甘草
	气不顺	香附
	遗精	龙骨、牡蛎
治六邪入侵	伤寒周身疼痛	苍术
	中寒阴证	附子、干姜
	中暑	香薷、白扁豆
	中湿	苍术、白术
	六郁诸症	苍术、香附
	风痰	白附子、天南星
	生津液	人参、五味子、麦冬
	伤寒发汗	麻黄

（完）